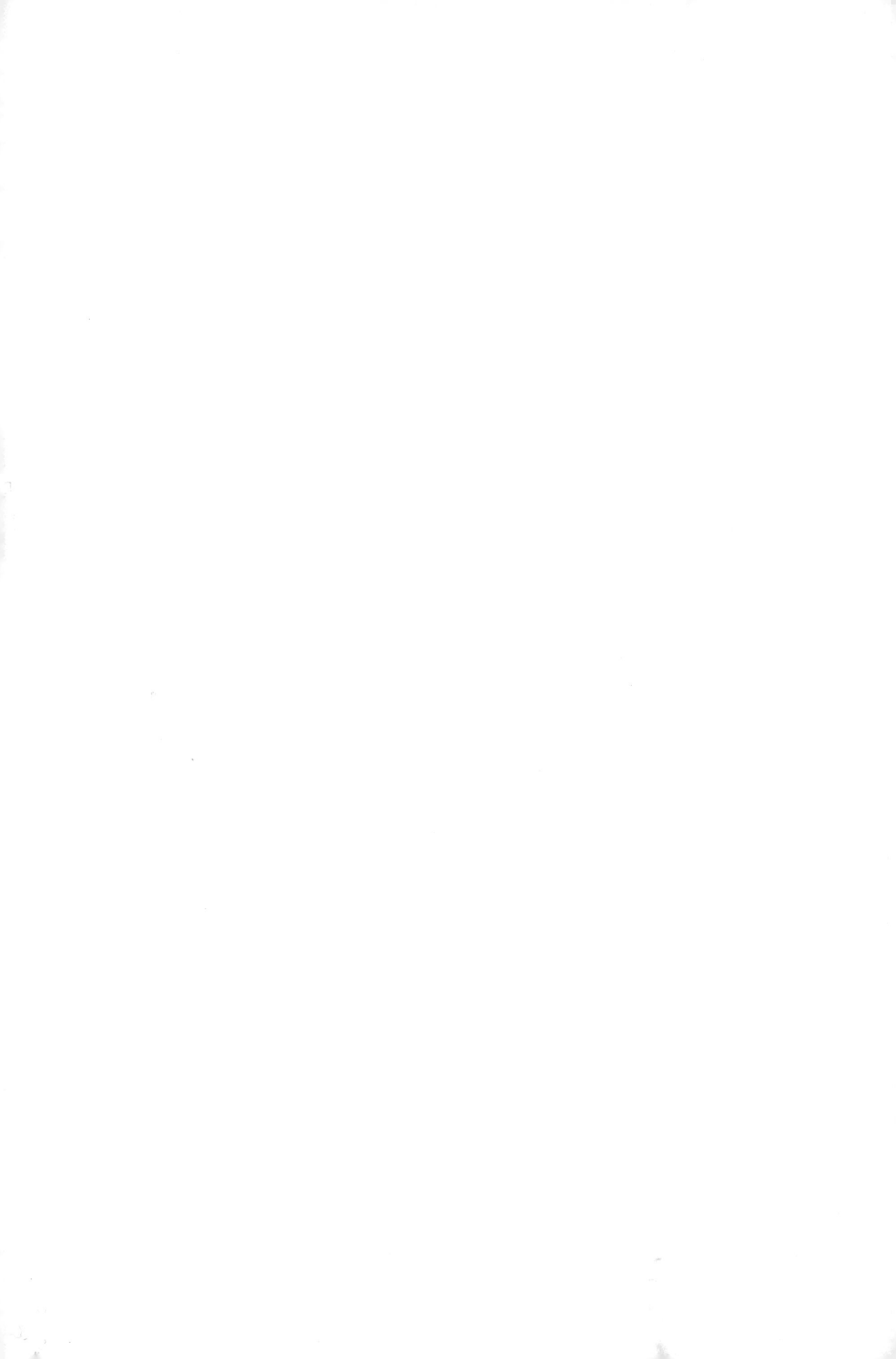

Introduction to Electrophysiological Study

超・EPS・入門

【編集】
村川裕二／山下武志
Yuji Murakawa　*Takeshi Yamashita*

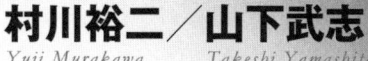

南江堂

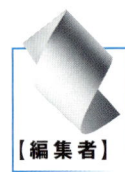

【編集者】

| 村川　裕二 | むらかわ　ゆうじ | 村川内科クリニック |
| 山下　武志 | やました　たけし | 心臓血管研究所 |

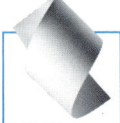

【執筆者】(五十音順)

安喰　恒輔	あじき　こうすけ	川口工業総合病院循環器内科
池田　隆徳	いけだ　たかのり	東邦大学医学部内科学講座循環器内科学分野
岩崎　雄樹	いわさき　ゆうき	日本医科大学循環器内科
奥山　裕司	おくやま　ゆうじ	おくやまクリニック内科・循環器内科
加藤　武史	かとう　たけし	金沢大学附属病院循環器内科
小林　義典	こばやし　よしのり	東海大学医学部付属八王子病院
小山　雄広	こやま　かつひろ	東京大学医学部附属病院循環器内科
里見　和浩	さとみ　かずひろ	東京医科大学循環器内科
清水　昭彦	しみず　あきひこ	宇部興産中央病院
清水　渉	しみず　わたる	日本医科大学大学院医学研究科循環器内科学分野
鈴木　文男	すずき　ふみお	結核予防会複十字病院健康管理センター
鈴木　誠	すずき　まこと	横浜南共済病院循環器内科
関田　学	せきた　がく	順天堂大学循環器内科
髙橋　尚彦	たかはし　なおひこ	大分大学医学部循環器内科・臨床検査診断学講座
髙橋　良英	たかはし　よしひで	新百合ヶ丘総合病院循環器内科
夛田　浩	ただ　ひろし	福井大学医学部病態制御医学講座循環器内科学
池主　雅臣	ちぬし　まさおみ	新潟大学医学部保健学科
土谷　健	つちや　たけし	EP Expert Doctors-Team Tsuchiya
中里　祐二	なかざと　ゆうじ	順天堂大学医学部附属浦安病院循環器内科
新田　順一	にった　じゅんいち	榊原記念病院循環器内科
庭野　慎一	にわの　しんいち	北里大学医学部循環器内科学
野上　昭彦	のがみ　あきひこ	筑波大学医学医療系循環器不整脈学
蜂谷　仁	はちや　ひとし	土浦協同病院循環器センター内科
山根　禎一	やまね　ていいち	東京慈恵会医科大学循環器内科

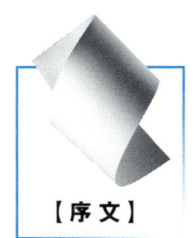

【序文】

臨床工学技士（ME），看護師，若手の医師．
EPSの基本を学ぶために作りました．

観光案内所の「街並みマップ」．
バス停，グルメ，買い物のポイントを瞬時に理解できます．
「小さい町」なら，わかりやすいマップを作れます．

東京やパリではムリ．
詳しすぎるとわからない．
シンプル過ぎると情報が消えてしまいます．

EPSは「大きな街」．
この本は「一瞬で見渡せる地図」ではありません．
それでも，「ページをめくれば，だんだん見えてくる」感じ．

どう工夫したかというと…
● テーマを細かく分けました．
● 細か過ぎることは捨てました．
● ＜これから何を学ぶのか＞わかるように書いてあります．

「それが何か」，「なぜ電気刺激をするのか」，「どう解釈するか」がわからないと，
EPSは退屈でつまらない検査．
景色が見えてくると「ワクワクする面白さ」．
せっかく，おつきあいするのなら，見えたほうが楽しいです．
皆さんにEPSを好きになっていただければ嬉しいです．

2016年4月
編　者

追記：
この本は既刊の『EPS概論』（南江堂，2011年1月刊行）の内容に沿って，
初学者でも読み通せるように改編したものです．

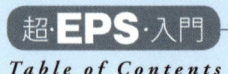

Table of Contents

I章 EPSの歴史をかいつまんで… ……1

II章 検査に備えて
❶ EPSの前にしておくべきことは何ですか？……3

III章 EPS/アブレーションを行う前に：ハード
❶ EPS/アブレーションを行うためのハードについて教えてください……15
❷ EPS/アブレーション時の電極カテーテルの配置について教えてください……17
❸ EPS/アブレーション時の記録装置・刺激装置について教えてください……20
❹ カテ室を使いやすくする工夫について教えてください……21

IV章 EPS/アブレーションを行う前に：ソフト
❶ EPS/アブレーション中の鎮静と全身管理について教えてください……23
❷ シース挿入の方法について教えてください……25
❸ 基本的なカテーテルの動かし方、電極カテーテルのポジショニングについて教えてください……28
❹ Lassoカテーテルの操作法について教えてください……35
❺ 合併症とその対策について教えてください……38

V章 プログラム刺激とは何か
❶ カテーテルで記録される電位はいったい何を見ているのですか？……41
❷ 心臓の興奮伝導について教えてください……42
❸ 期外刺激法で何を見ているのですか？……45
❹ 頻回刺激法で何を見ているのですか？……48
❺ 頻拍のメカニズムに関する特殊用語について教えてください……52
❻ 頻拍アブレーションでよく用いられる特殊用語について教えてください……54

VI章 検査と治療の実際
[A] 洞不全症候群
❶ 洞不全症候群について教えてください……63
❷ 具体的なEPSの方法について教えてください……65
　ケースで学ぶEPSの実践：洞不全症候群①……70
　ケースで学ぶEPSの実践：洞不全症候群②……72

[B] 房室ブロック
❶ 房室ブロックについて教えてください……74
　ケースで学ぶEPSの実践：房室ブロック……78

[C] 副伝導路の関与する発作性上室頻拍および特殊な副伝導路
❶ 副伝導路の関与する上室頻拍について教えてください……81
　ケースで学ぶEPSの実践：副伝導路を介する上室頻拍①……83
　ケースで学ぶEPSの実践：副伝導路を介する上室頻拍②……87
❷ 特殊な副伝導路について教えてください……89

[D] 房室結節リエントリー性頻拍
❶ 房室結節リエントリー性頻拍について教えてください……94

❷ 房室結節リエントリー性頻拍の典型例を教えてください··· 95
❸ まれなタイプの房室結節リエントリー性頻拍について教えてください································· 97

[E] 洞結節リエントリー性頻拍
❶ 洞結節リエントリー性頻拍について教えてください··· 103
　Memo：不適切洞頻脈に対するアブレーション·································· 104
　ケースで学ぶEPSの実践：洞結節リエントリー性頻拍······················· 106

[F] 心房粗動
❶ 心房粗動について教えてください·· 108

[G] 心房頻拍
❶ 心房頻拍について教えてください·· 110
❷ 特殊な心房頻拍について教えてください·································· 116

[H] 心房細動
❶ 心房細動について教えてください·· 117
❷ 具体的なカテーテルアブレーションの方法について教えてください··· 121
❸ 心房細動アブレーションの合併症について教えてください···················· 122

[I] 陳旧性心筋梗塞後の心室不整脈
❶ 陳旧性心筋梗塞後の心室不整脈について教えてください················· 123
❷ OMI-VTの起源を探す具体的な方法（マッピング）について教えてください················ 125

[J] 非虚血性心疾患に合併する心室頻拍
❶ 非虚血性心疾患に合併する心室頻拍について教えてください··· 128

[K] 特発性心室頻拍：流出路起源
❶ 流出路起源の特発性心室頻拍について教えてください···························· 129
　ケースで学ぶEPSの実践：流出路起源特発性心室頻拍①································ 131
　ケースで学ぶEPSの実践：流出路起源特発性心室頻拍②······························ 132

[L] 特発性心室頻拍：ベラパミル感受性
❶ ベラパミル感受性心室頻拍について教えてください·································· 133

[M] 心室細動とブルガダ症候群
❶ ブルガダ症候群について教えてください······································ 136
　ケースで学ぶEPSの実践：ブルガダ症候群······························· 138

[N] QT延長症候群
❶ QT延長症候群について教えてください·· 140

VII章 三次元マッピング法
❶ CARTOシステムについて教えてください·· 141
❷ EnSiteシステムについて教えてください·· 144

VIII章 EPSで用いる薬剤
❶ イソプロテレノール：いつ、どう使いますか？····································· 147
❷ アトロピン：いつ、どう使いますか？··· 148
❸ ATP（アデノシン三リン酸）：いつ、どう使いますか？································· 149

※本書内の図表は，出典明記のないものは，いずれも『EPS概論』（南江堂，2011年1月刊行）からの転載図である．

I章
EPSの歴史をかいつまんで…

1 古典的電気生理学の歴史

- ヒトのヒス束電位は，1960年フランスのGiraudらによって先天性心疾患患者で初めて記録されています．健常心でヒス束電位が記録できることを示したのはScherlag（1969年）で，この年が臨床心臓電気生理学のスタートラインです．
- 経静脈的な手法による心筋の電気刺激は，1958年Furmanらによって報告され，1960年代には，プログラム刺激により発作性上室頻拍や心房粗動の誘発や停止が可能であることが明らかとなっています．
- 洞結節機能の評価法としてのoverdrive suppression法はMandelとHayakawaらが1971年に報告し，翌年には心室頻拍のプログラム刺激をWellensらが報告しています．1970年代には古典的な電気生理学がほぼ完成したわけです．

2 カテーテルアブレーションの黎明

- カテーテルアブレーションは，動物実験から数年も経ずに臨床応用が始まりました．当初のカテーテルアブレーションは直流通電によって行われ，1982年Scheinmanらは上室頻拍患者5人に直流通電によるヒス束アブレーションを試みていますが，1人は治療6週後に突然死しています．
- 高周波通電によるアブレーションの臨床応用が開始されたのは，直流通電に遅れて1986年でしたが，侵襲性の低さや心筋障害のコントロールが可能である点などから有用性が高く，速やかに頻拍治療のメインストリームとなったのです．

II 章
検査に備えて

1 EPSの前にしておくべきことは何ですか？

- EPSにあたって前もって重要なこと，それはすでに手元にある情報から検査室で何が行われるかをあらかじめ予想しておくことです．必ず12誘導心電図を見ておく癖をつけましょう．

a　上室頻拍では

1）P波とQRS波の時相的関係（図1）

- P波がQRS波の直後にみられる場合には，より短いQRS-P時間を呈するslow-fast型房室結節リエントリー性頻拍（図2）と，やや長いQRS-P時間を呈する副伝導路を介する房室リエントリー性頻拍（図3）が考えられます．slow-slow型房室結節リエントリー性頻拍では，逆行性興奮が遅伝導路を通じて伝導するため，QRS波から明瞭に離れてP波が観察されます（図4）．
- 洞調律中に大きく明瞭なP波が記録されているにもかかわらず，頻拍中にP波が認識できなければ，そのP波はQRS波に埋もれている可能性が高く，多くの場合はslow-fast型房室結節リエントリー性頻拍です．
- P波がRR間隔の中間よりも後ろにある頻拍をlong RP' tachycardiaと総称します．これにはfast-slow型房室結節リエントリー性頻拍，逆伝導時間が長い副伝導路を介する房室リエントリー性頻拍，心房頻拍，洞結節リエントリー性頻拍などが含まれます（表1）．

2）P波形

- 房室リエントリー性頻拍中の逆行性P波の極性からも，副伝導路の位置が推定できます．Ⅰ誘導での陰性P波は左側自由壁副伝導路を，陽性P波は右側自由壁副伝導路を示唆します．V₁誘導の陰性P波は右側副伝導路を示唆します．またaV_L誘導での陰性P波は左側副伝導路を示唆します．
- 頻拍中のP波から心房頻拍の起源を推定することもできます．頻拍中のP波が洞調律時のP波と同一波形ならば，洞結節リエントリー性頻拍など正常洞結節あるいはその極近傍に起源があることが示唆されます．頻拍中のV₁誘導のP波が陰性あるいは陽性/陰性の二相性であれば，そのほとんどは右房起源です．また，

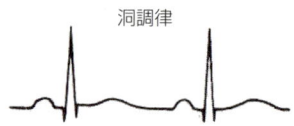
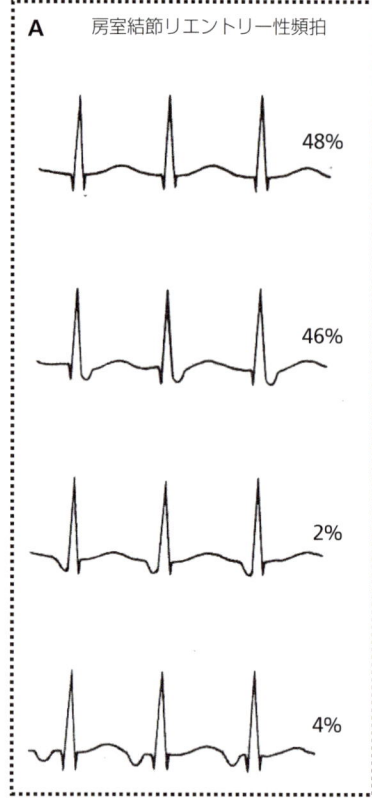
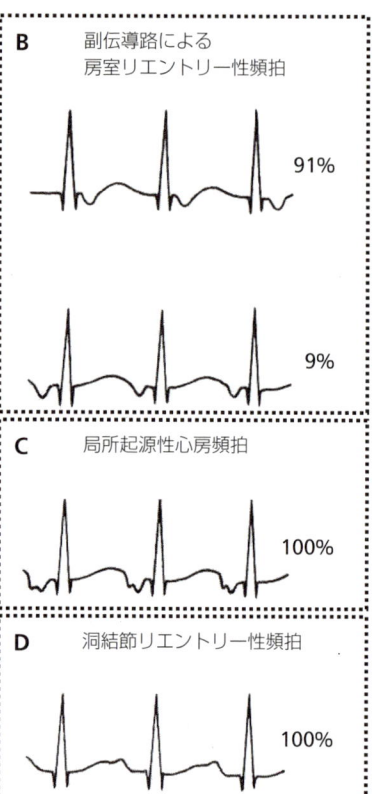

図1　種々の発作性上室頻拍におけるP波とQRS波の時相関係

A：房室結節リエントリー性頻拍では，約半数でP波はQRS波に埋没していて認識できない．fast-slow型房室結節リエントリー性頻拍でP波がRRの中間点より後ろにあるものは4％を占める．

B：副伝導路による房室リエントリー性頻拍では，大部分がQRS波の後ろにP波があるが，伝導時間の長い副伝導路ではいわゆるlong RP' tachycardiaを呈する（9％）．

C, D：房室伝導時間が延長していなければ，局所起源心房頻拍・洞結節リエントリー性頻拍ではP波がQRS波に先行する．

［Josephson ME：ジョセフソン臨床心臓電気生理学：手技と解釈，第2版，杉本恒明ほか（監訳），西村書店，新潟，p241，1998より改変］

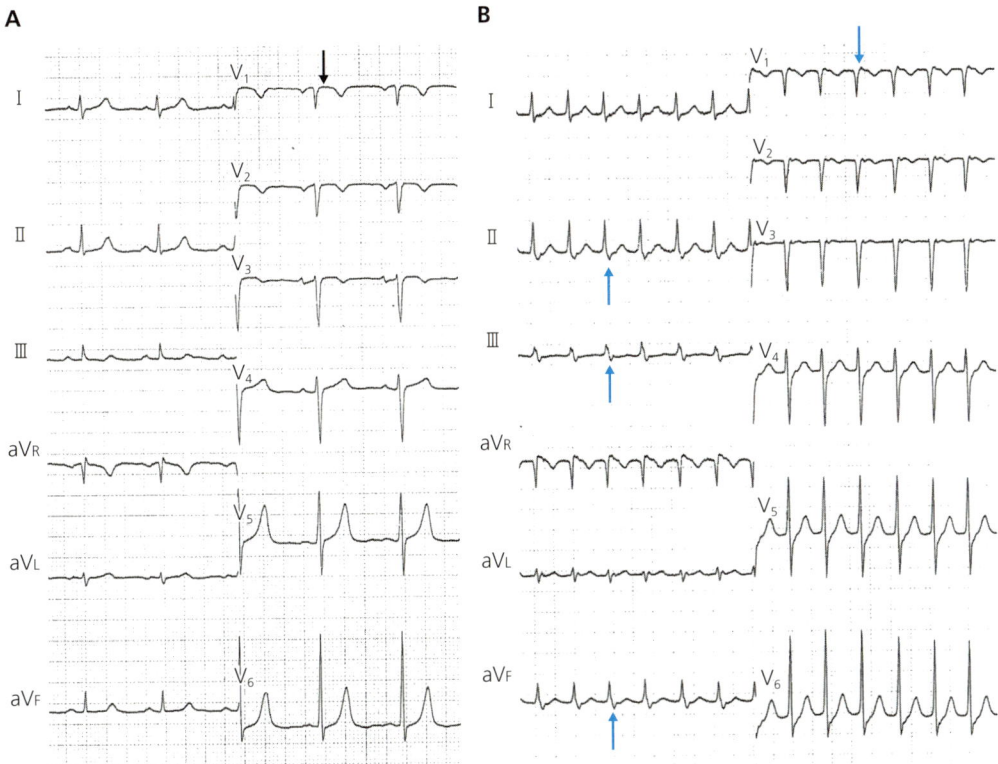

図2　pseudo r'波を呈するslow-fast型房室結節リエントリー性頻拍

A：洞調律時の12誘導心電図．黒矢印で示すようにV₁誘導のQRS波の終末には上向きの成分は認められない．

B：頻拍中の12誘導心電図．青矢印で示すようにV₁誘導のQRS波の終末には上向きの成分が認められる（pseudo r'波）．これは心房興奮を反映していると推定される．また，下壁誘導ではQRS波の直後に陰性P波（pseudo S波）が認められる．

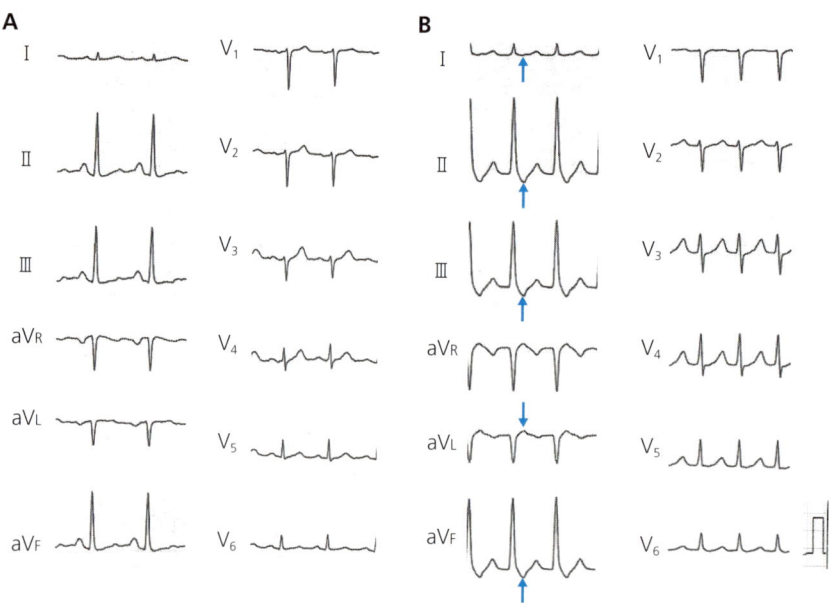

図3 房室リエントリー性頻拍

A：洞調律時．デルタ波は認められない．
B：頻拍中は，下壁誘導で陰性P波がQRS波の直後に認められる（矢印）．その時相でI誘導とaV_L誘導を詳細に観察すると，それぞれ陰性P波と陽性P波がST部分に重なっているように見える．

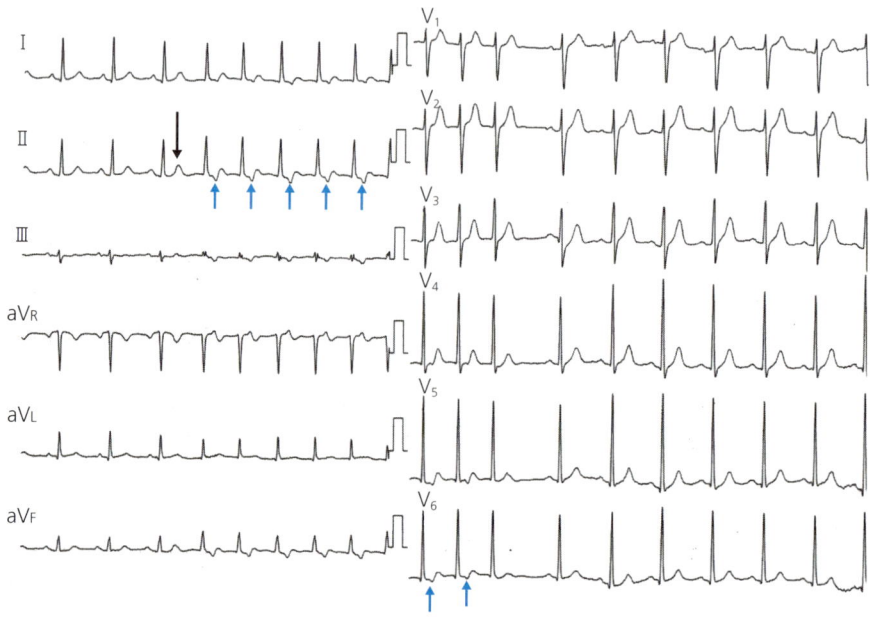

図4 slow-slow型房室結節リエントリー性頻拍

左のII誘導の黒矢印で示すような心房期外収縮を引き金として頻拍が発生している．青矢印で示すようなタイミングで，II，aV_F誘導，左側胸部誘導で陰性P波が明瞭に観察できる．

表1 発作性上室頻拍の種類

1. **房室リエントリー性頻拍（atrioventricular reentrant tachycardia：AVRT）**
   a. 順方向性房室リエントリー性頻拍（房室結節を房室方向，副伝導路を室房方向：orthodromic AVRT）
      副伝導路の室房伝導時間が長いものは「slowケント束」と呼ばれる*
   b. 逆方向性房室リエントリー性頻拍（副伝導路を房室方向，房室結節を室房方向：antidromic AVRT）
   c. 副伝導路間房室リエントリー性頻拍（1つの副伝導路を房室方向，もう1つの副伝導路を室房方向）
2. **房室結節リエントリー性頻拍（atrioventricular nodal reentrant tachycardia：AVNRT）**
   a. 通常型房室結節リエントリー性頻拍（slow-fast型AVNRT）
   b. 非通常型房室結節リエントリー性頻拍
      fast-slow型AVNRT*
      slow-slow型AVNRT
3. **心房頻拍（atrial tachycardia：AT）**
   a. 局所起源心房頻拍（機序は限定されない）*
   b. マクロリエントリー性心房頻拍（心房切開線周囲を旋回するものを含む）
4. **洞結節リエントリー性頻拍（inappropriate sinus tachycardiaを含む）***

*：一般にlong RP' tachycardiaを呈するもの

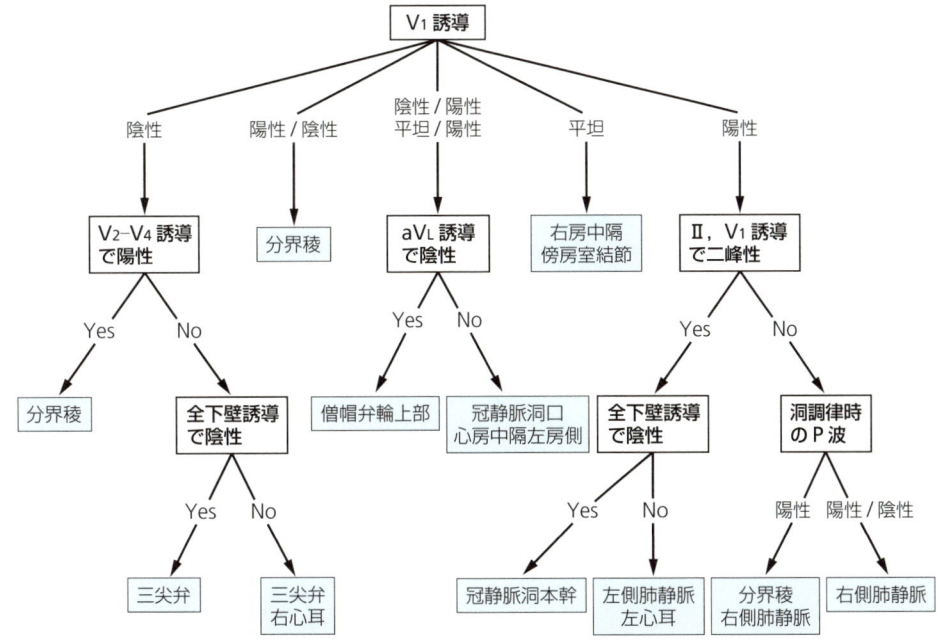

図5 頻拍中のP波形による心房頻拍起源の推定
V₁誘導のP波形をスタートとするアルゴリズム．

　V₁誘導のP波が陽性あるいは陰性/陽性の二相性であれば，ほとんど左房起源です．Kistlerらは頻拍中のP波形から心房頻拍起源を推定するアルゴリズムを提唱しています（図5）．

b 幅の広いQRSをもつ頻拍では

- 広いQRSの頻拍では上室頻拍の変行伝導と心室頻拍を鑑別する必要があります．
- Brugadaらは，診断が確定した554の広いQRSの頻拍（心室頻拍384，変行伝導を伴った上室頻拍170）を解析して比較的簡易な鑑別アルゴリズムを考案しました（図6）．
- まず，前胸部誘導のすべてでRSパターンがない，つまりすべての誘導で上向きあるいは下向きのQRS波のみを認めるときは心室頻拍と推定します．RSパターンがあって，その最長のRS時間が100 msecを超えている場合も心室頻拍と推定します（図8B左）．
- 次に房室解離をみます．房室解離の診断のためにQRS波の前後に見え隠れするP波を探すことになります（図7）．房室解離があればさまざまなタイミングで心房興奮が心室に伝導しようとするため，比較的狭いQRS波を呈することがあります（fusion beatsまたはcapture beats）．
- 次にQRS波の形態の特徴を検討します．V_1誘導で上向きが主であるか下向きが主であるかによって，右脚ブロック型と左脚ブロック型に分かれます（図8）．これらのすべての段階を踏むことで，心室頻拍診断の感度は98.7％，特異度は96.5％とされています．

c 心室頻拍の起源

1）虚血性心疾患に伴う心室頻拍

- 心筋梗塞に伴う瘢痕あるいはその周辺部に伝導遅延領域が形成されて心室頻拍が発生するため，冠動脈構築や種々の画像診断による梗塞部位の情報が起源推定の一助となります．脚ブロックパターン，QRS軸，移行帯，concordance（すべての胸部誘導でQRSが陽性か陰性か同じ方向を向いているということ）による起源推定の概略を表2に示します．

2）特発性心室頻拍

- 特発性心室頻拍は明らかな器質的心疾患を合併しない心室頻拍で，主に右室流出路起源のものと左室中隔領域起源のものがあります．
- 右室流出路起源の特発性心室頻拍は，左脚ブロックパターン・下方軸を呈します．Ⅱ誘導とⅢ誘導のQRS幅が140 msecを超えていれば自由壁起源の可能性が高く，140 msec以下であれば中隔起源の可能性が高いとされています．またⅡ誘導とⅢ誘導でRR'またはRr'パターンであれば自由壁起源の可能性が高く，Rパターンであれば中隔起源の可能性が高くなります．
- 左室流出路起源の特発性心室頻拍では，下方軸を呈し，かつV_1，V_2誘導のr波

II章
検査に備えて

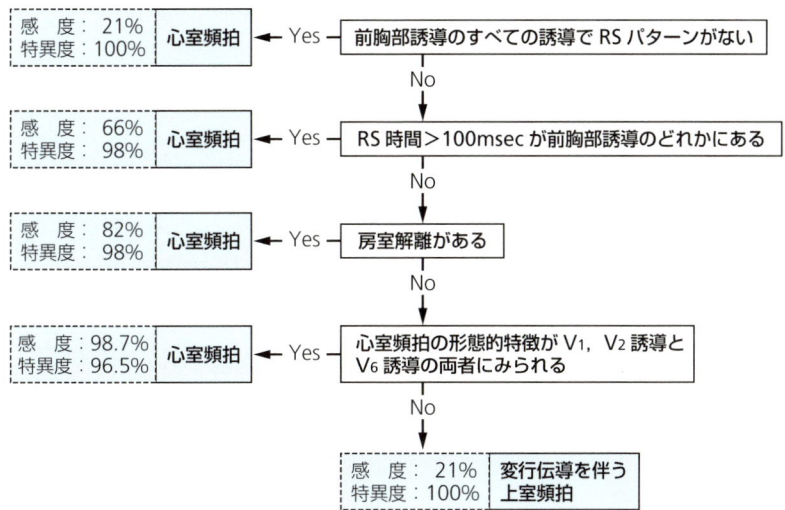

図6 広いQRS幅の頻拍の鑑別診断
前胸部誘導のQRS波，房室解離，QRS波の形態的特徴（図8参照）で，心室頻拍と変行伝導を伴った上室頻拍を高い感度・特異度で鑑別できる．

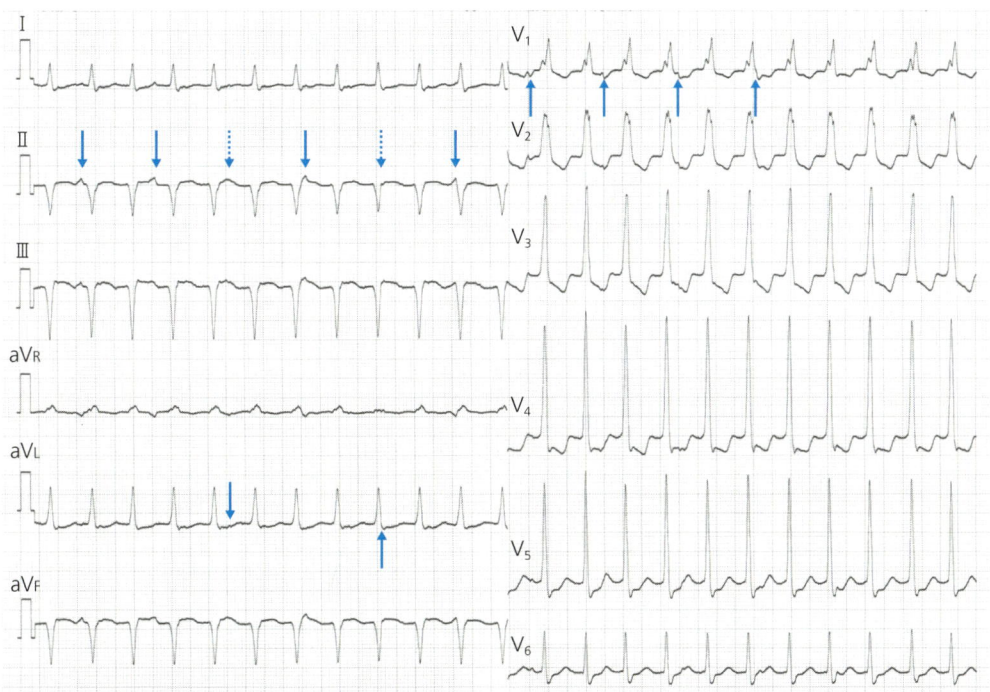

図7 房室解離が明瞭に観察された心室頻拍
II誘導で実線矢印のようにP波が観察される．2番目と3番目の実線矢印の中間の時相（左の点線矢印）では，II誘導では明瞭なP波は観察されないが，aV_L誘導にP波らしき波形（矢印）が認識できる．3番目と4番目の実線矢印の中間（右の点線矢印）も同様である．V_1誘導でも矢印のようにP波が認識できる．これらのP波は明らかに心室興奮から解離している．

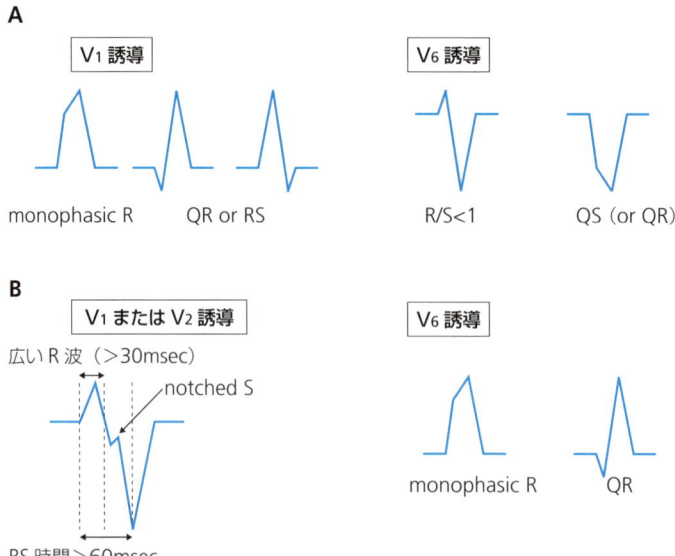

図8 心室頻拍を示唆する QRS 波の形態的特徴

V₁誘導で，R波成分が著明な右脚ブロック型（**A**）とS波成分が著明な左脚ブロック型（**B**）に分け，それぞれ心室頻拍を示唆する QRS 波形を示す．

表2 虚血性心疾患に伴う心室頻拍の起源予測

心電図の特徴	起源
1. 脚ブロックのパターン	
右脚ブロック	左室自由壁
左脚ブロック	左室中隔または右室
2. 前額断面の QRS 軸	
上方軸	左室下壁または中隔下部
下方軸	左室前壁または中隔上部
右軸	左室側壁または心尖部
3. 前胸部誘導の移行帯（R＞S）	
V₁-V₃	心基部
V₄-V₆	左室心尖部
全胸部誘導で上向き	僧帽弁輪
全胸部誘導で下向き	心尖部
4. QRS 波の立ち上がり	
slurred（急峻でない立ち上がり）	心外膜

脚ブロックのパターン，QRS 軸，移行帯などで起源を予測する．
[Catheter Ablation of Cardiac Arrhythmias, Huang SKS, Wood MA (eds), Elsevier Saunders, Philadelphia, p522, 2006 より改変]

高が0.2 mV以上でV$_3$誘導のR/S比が1以上であること，Ⅰ誘導でS波が認められる場合やV$_1$，V$_2$誘導のR/S比が1以上であることが，その特徴となります．
- 左室特発性心室頻拍は，ベラパミル感受性のプルキンエ・ネットワークに関連する心室頻拍で，大部分は左脚後枝領域を起源とします．QRS波形は右脚ブロックパターンを呈し，左軸偏位型です（図9）．一部に右脚ブロック・右軸偏位型のものがあり，左脚前枝領域起源と考えられています．

d 心房粗動では

- 三尖弁輪-下大静脈間峡部を必須回路に含み，興奮が心尖部から見て三尖弁輪周囲を反時計回りに旋回する心房粗動と，時計回りに旋回する心房粗動が，広義の通常型心房粗動です．
- 反時計回り通常型心房粗動（図10A）では，下壁誘導で下向きの鋸歯状のF波（緩徐に下行し急峻に上行する），Ⅰ誘導とaV$_L$誘導で低電位の二相性のF波，V$_1$誘導で上向きのF波，V$_6$誘導で下向きのF波が観察されます．
- 時計回り通常型心房粗動の心電図波形は特異性が低く変異に富んでいますが，下壁誘導ではしばしば正弦波のような波形を呈します．
- 左房が起源であれば，あらかじめ患者に心房中隔穿刺の必要性を説明する必要があり，合併症の種類や重篤度も異なります．左房起源の心房粗動の体表面心電図での鑑別は容易ではありません．左房中隔に頻拍回路があるものでは，V$_1$誘導で陽性または多相性F波，そのほかの誘導では平坦なF波を呈します．僧帽弁周囲を旋回する心房粗動では，V$_1$，V$_2$誘導で陽性F波，下壁誘導で低電位陽性または多相性F波を呈します（図10B）．

e 副伝導路の位置推定

- 副伝導路の位置の推定で記憶するべき特徴としては，①十分な大きさの早期興奮があれば，左側自由壁副伝導路の場合はV$_1$誘導のデルタ波は陽性で，R/S比は1よりも大きく，Ⅰ，aV$_L$誘導のデルタ波は陰性である，②V$_1$誘導のデルタ波が陽性であっても，R/S比が1よりも小さければ右側自由壁副伝導路を示唆する，③右側自由壁副伝導路では，移行帯がV$_3$あるいはそれより左側にある，④副伝導路の位置が後壁→側壁→前壁となるにしたがって，下壁誘導（特にaV$_F$誘導とⅢ誘導）のデルタ波の極性が陰性→等電位→陽性となる，⑤V$_1$誘導の陰性デルタ波は中隔副伝導路を示唆する，などが挙げられます．
- しばしば用いられるオクラホマ大学のグループが報告しているアルゴリズムチャートを紹介します（図11）．

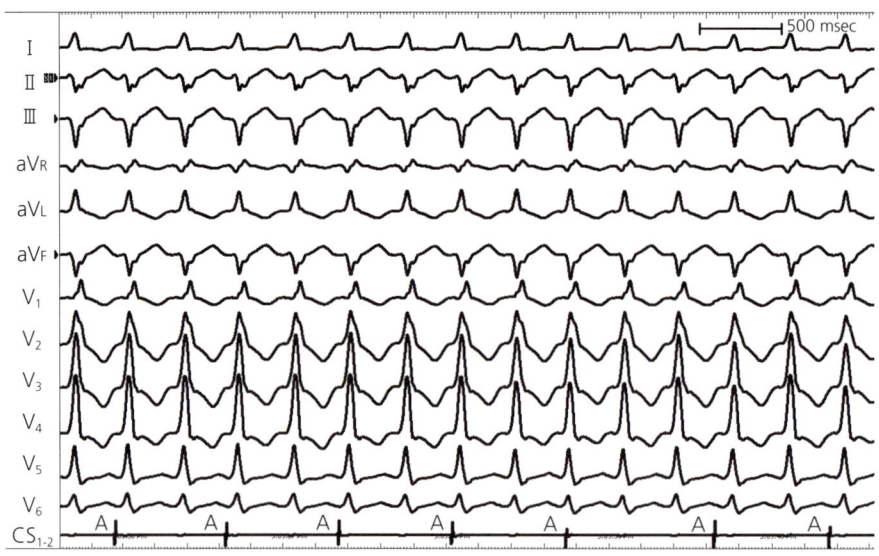

図9　左脚後枝起源の特発性心室頻拍

EPSで誘発されたもの．右脚ブロック＋左軸偏位を呈している．最下段に呈示されている心房興奮波（A）から房室解離が確認できる．

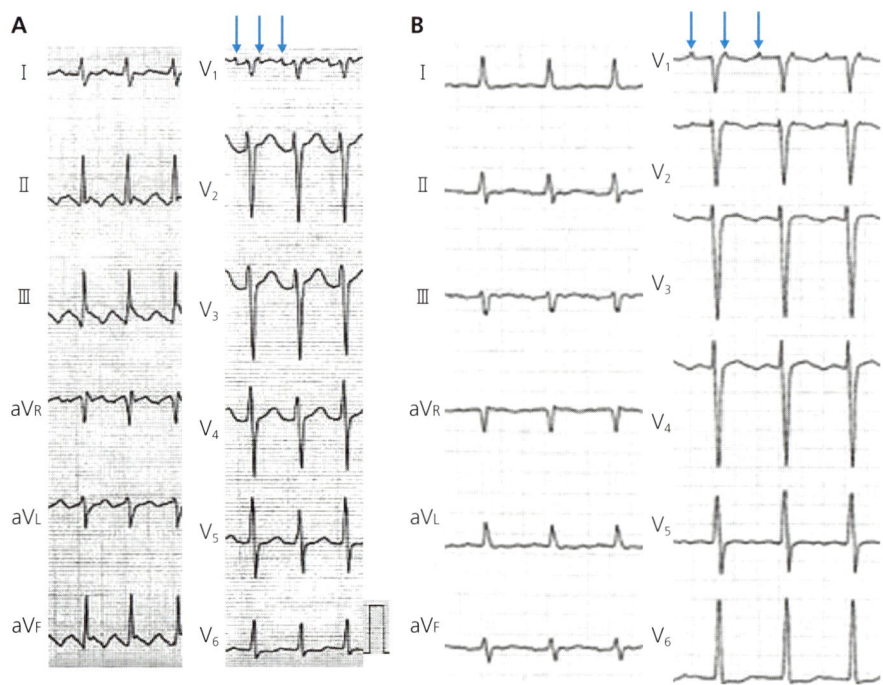

図10　心房粗動

A：三尖弁輪周囲を反時計回りに旋回する通常型心房粗動（2：1の房室伝導）．下壁誘導で特徴的な陰性F波，V誘導で陽性→陰性の二相性F波（矢印）が認められる．
B：拡張型心筋症に合併した僧帽弁輪を反時計回りに旋回する心房粗動（2：1の房室伝導）．V_1誘導で高い陽性F波（矢印）が認められるが，下壁誘導でのF波は平坦から低電位多相性である．

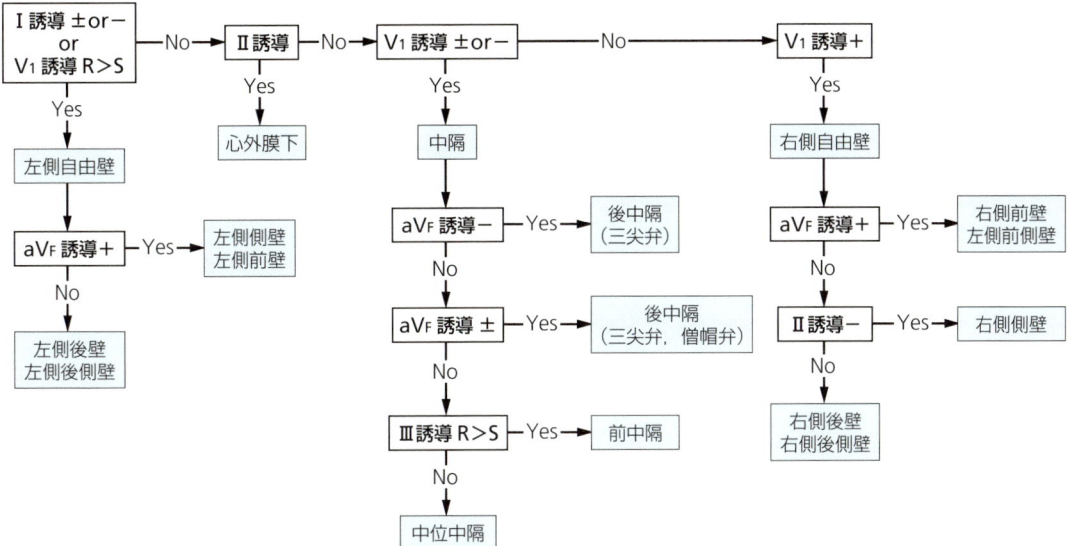

図11　デルタ波極性を用いた副伝導路位置の推定アルゴリズム
デルタ波の初期20 msecの極性を使用する．デルタ波の開始時点を正確に判断するためには，少なくとも6誘導の同時記録が望ましい．
(Arruda MS et al：J Cardiovasc Electrophysiol **9**：2-12, 1998より改変)

III章
EPS/アブレーションを行う前に：ハード

1 EPS/アブレーションを行うためのハードについて教えてください

- EPSおよびアブレーションを行う際に必要な機器を挙げると以下のようになります．
  ①シネアンギオ装置（バイプレーンあるいはシングルプレーン）
  ②EPS用記録装置
  ③心臓電気刺激装置
  ④カテーテルアブレーション用高周波発生装置
  ⑤三次元マッピングシステム（CARTO，EnSite）
- ①〜④は必須です．⑤については特殊な不整脈を除き必須とは言えませんが，現在多くの施設で備えられています．それぞれの施設でどの程度までの設備を整えるかは，症例数や開心術後の特殊な不整脈を扱うかなどによって決まります．
- 実際の機器の配置を図1〜3に示しました．図2は機器操作室の写真で，EPS

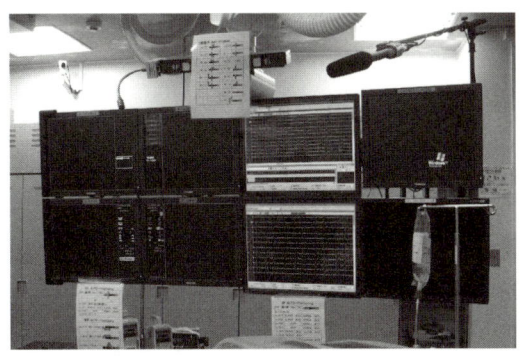

図1　術者用のモニター
8つのモニターを用いている．
（上列，左から右へ）側面の造影静止像，正面の静止像，解析用心内心電図記録，三次元CT像
（下列，左から右へ）側面の透視像，正面の透視像，リアルタイム心内心電図記録，CARTO用モニター

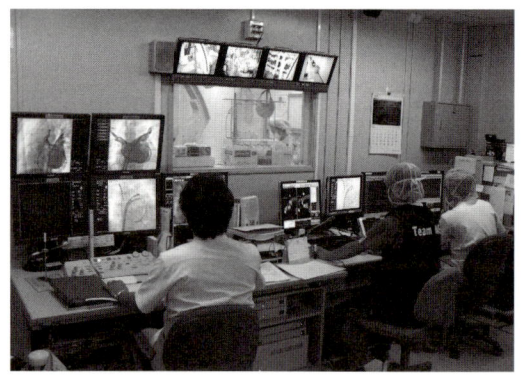

図2　機器操作室内のレイアウト
（左から右へ）放射線透視装置，CARTOシステム，EPS記録装置

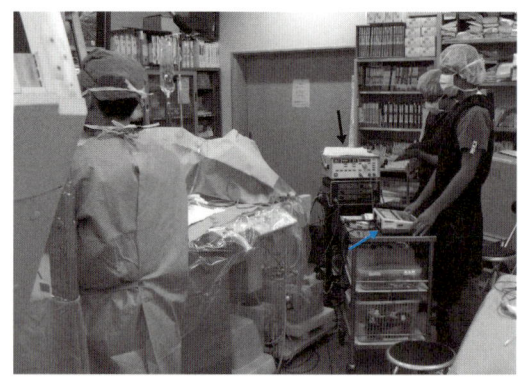

図3　カテ室内のレイアウト
カテーテル検査台の足元で，術者に近い場所に配置している．青矢印はプログラム刺激装置，黒矢印は高周波発生装置を示す．

記録装置は血行動態検査と共用であり，カテ室内ではなく機器操作室側に配置しています．図3はカテ室内の写真で，プログラム刺激装置と高周波発生装置はカテ室内の術者に比較的近い場所に置くことが多いのですが，機器操作室側に設置することも可能です．

- 輸液ポンプは，看護師だけでなく，術者もダブルチェックができる場所に設置します．
- 最低限必要なマンパワーとしては，①医師1～2人，②ME 2～3人，③看護師1人となりますが，医師とMEの役割分担は施設により異なります．

2 EPS/アブレーション時の電極カテーテルの配置について教えてください

a 発作性上室頻拍では（図1）

- 右鼠径部より静脈に対して，近位部に7.2Fシース，遠位部に8Fの2ポートシースを挿入し，7.2Fシースから6F CSカテーテル，8Fシースからヒス束電位記録と右室流出路電位記録・刺激ができるカテーテル（4F），右房電位記録とアブレーションカテーテル先端の単極誘導記録時の不関電極として使用できる5極のカテーテル（4F）を挿入します．
- 右室の刺激部位は，逆伝導の評価の際に房室結節を介するものと副伝導路を介するものとの鑑別に有利な流出路とすべきです．左側ケント束であれば，鼠径部より動脈に35 cmの7.2Fロングシースを挿入し，アブレーションカテーテルを挿入します．

b 右側副伝導路（右側ケント束やマハイム束など）を介する頻拍では（図2）

- 前述した静脈からのシースに，もう1本アブレーションカテーテル用の7.2Fシースを追加し，CSカテーテルの代わりに24極ヘイローカテーテルを挿入します．

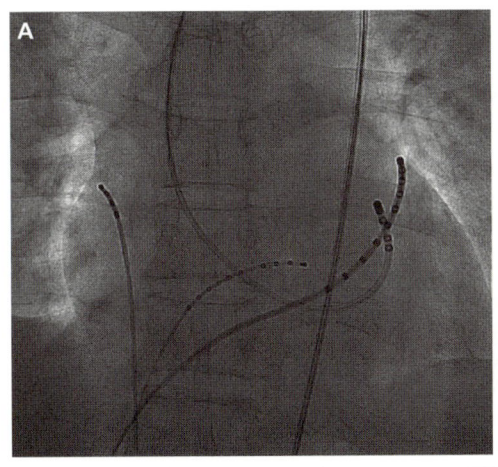 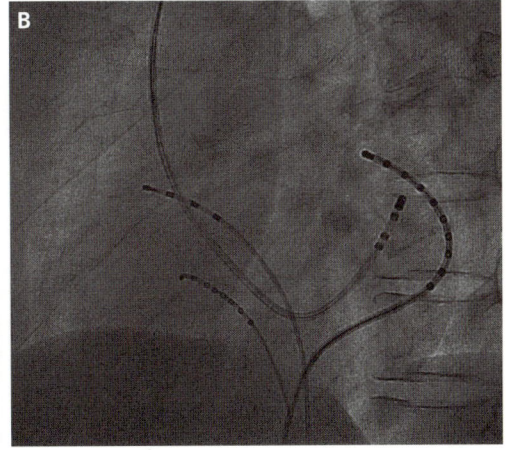

図1　左側副伝導路焼灼時の電極カテーテルの配置
A：右前斜位像，**B**：左前斜位像

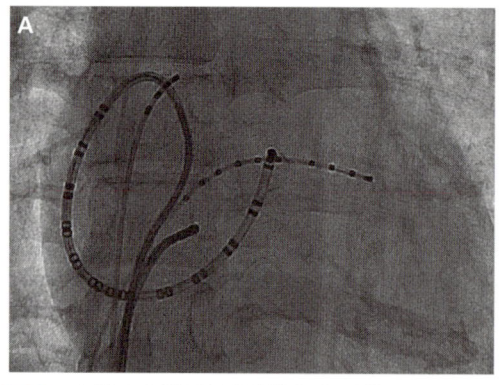 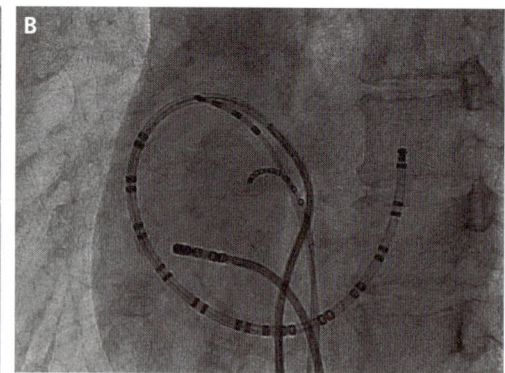

図2 右側自由壁副伝導路焼灼時の電極カテーテルの配置
A：右前斜位像，B：左前斜位像

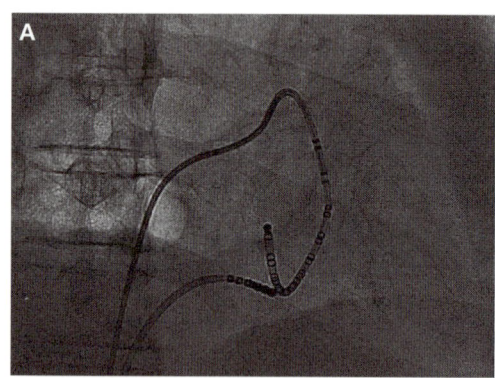 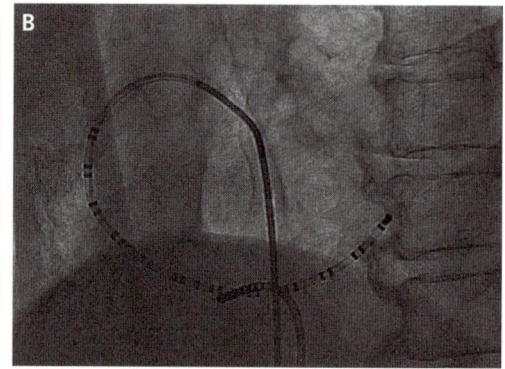

図3 通常型心房粗動時の電極カテーテルの配置
A：右前斜位像，B：左前斜位像

c 通常型心房粗動では（図3）

- 右鼠径部より静脈に7.2Fと6Fのシースを2本挿入し，アブレーションカテーテルと24極ヘイローカテーテルを挿入します．

d 心室期外収縮では

- 右室流出路起源の場合は，4Fのヒス束と右室流出路の電気記録が可能な10極の電極カテーテルとアブレーションカテーテルを挿入しています．左室流出路起源では，CSカテーテルに2.3Fの24極Pathfinderカテーテルを大中心静脈付近まで挿入すると，心外膜側とアブレーションカテーテルによる心内膜側との電位比較ができて有用です．

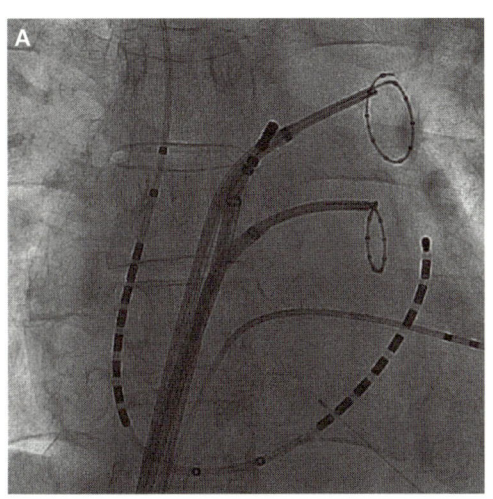 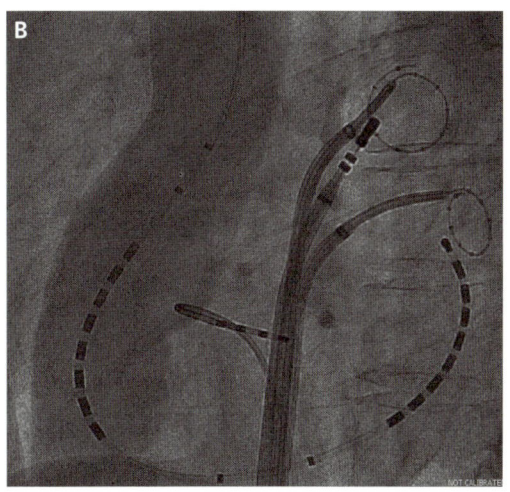

図4　心房細動治療時の電極カテーテルの配置
A：正面像，**B**：左前斜位像

e　心房細動では（図4）

- 右鼠径部遠位部より2本の8F，SR0ロングシース，5Fシース，および8.5F，SL0ロングシースを挿入し，右鎖骨下静脈に6Fシースを挿入します．SR0からは左右どちらかの上下肺静脈にLassoカテーテルを留置し，5Fシースからは4極電極カテーテルをヒス束に留置し，SL0からはアブレーションカテーテルを留置します．そのほかに3Dマッピングを行えるシステムを導入することもあります．

3 EPS/アブレーション時の記録装置・刺激装置について教えてください

a 記録装置

- EPSと，冠動脈造影やPCIのときに用いる血行動態検査を1台のシステムで行うか，別々に行うかで選択肢は異なります．両者を1台で行う場合はSt. Jude Medical社，Siemens社，日本光電社などのシステムを使用します．
- EPS専用のシステムとしては，BARD LabSystem PRO（Bard社製）やEP WorkMate System（EP MedSystems社製）があり，解像度や使い勝手などで優れた機能をもつものがあります．

b 刺激装置

- 通常の心臓電気刺激装置は，国産ではフクダ電子社製と日本光電社製があります．最新のフクダ電子社製の刺激装置BC-1100は改良され，頻拍周期に応じた抗頻拍ペーシングが可能となったり，20 V 30 mAまで高出力が可能となったりするなど，マルチサイトペーシングにも対応できるようになりました（図1）．
- 流出路起源の心室期外収縮や心室頻拍などでは，肺動脈弁上や大動脈弁尖からのペース・マッピングを要することがあります．そのためには高出力ペーシングが可能な経食道ペーシング用刺激装置が必要です．大正医科器械社製の携帯型食道ペースメーカ2007JPは40 mAまでの出力が可能です．

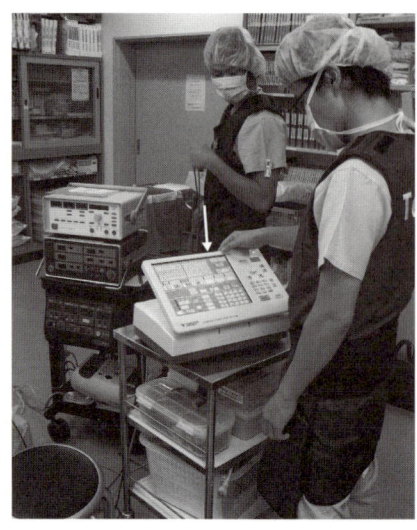

図1 最新のプログラム刺激装置
（フクダ電子社製BC-1100）

4 カテ室を使いやすくする工夫について教えてください

a　カテ室側と機器操作室側の連携

- カテ室と機器操作室とに分けて機器を配置する場合は，術者と機器を操作する人との意思の疎通が容易にできることが重要です．プログラム刺激装置や高周波発生装置も機器操作室で操作する場合は特に注意が必要で，両室ともにマイクとスピーカーを設置し，お互いの声が十分に聞き取りやすい環境を作る必要があります．

b　被曝量低減のための工夫

- X線透視装置の設定では，①透視線量，②X線フィルターの強さ，③フレームレート（パルス式の場合）について工夫します．具体的には画質が許容できる範囲で，透視線量をできるだけ低くプログラムし，X線フィルターを調整できる場合はフィルターを強めに設定します．また，パルス式の場合はフレームレートを5/秒程度に下げます．
- 心房細動のアブレーションの際は，肺静脈隔離術のみであれば，CARTOシステムの併用により透視時間や手術時間の短縮によって被曝量の軽減が可能になりましたが，それでも他のアブレーションに比して時間がかかります．そのため図1に示したようにキャビンタイプの防護板（Lemer Pax社製CathPax放射線防護キャビン）を用いて術者の被曝軽減を行うことができます．

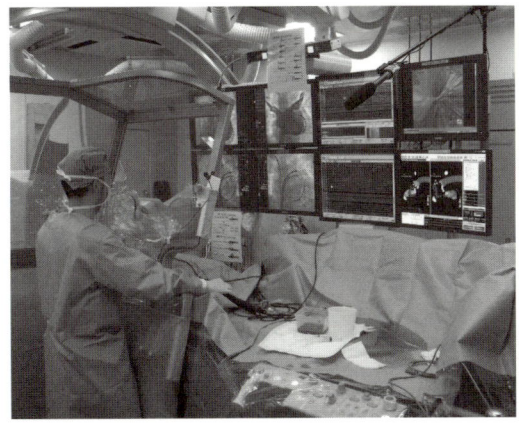

図1　心房細動治療時のカテ室内の様子

c　ノイズ対策

- アース，電源の取り方によって，ノイズの大きさは変わります．電源コードを束ねて1ヵ所にまとめると，かえってノイズが大きくなってしまうことがあり，その場合はアース，電源を取る場所を別々な場所にするなどの工夫が必要です．
- シネアンギオ装置とCARTOシステムを同時に使用する場合，シネ画像にノイズが入りやすく，通常の設定では画質が落ちてしまう場合があります．CARTOを併用するときに，専用の透視装置の線量やフィルター設定をプログラムし，被曝量低減と画質の確保を行う必要があります．

IV章
EPS/アブレーションを行う前に：ソフト

1 EPS/アブレーション中の鎮静と全身管理について教えてください

- 意識下でカテーテルアブレーションを行うこともありますが，特に心房細動アブレーションでは，安定した電位記録，術中覚醒予防，ペインコントロールなどのために，十分な鎮静を行うことが多くなっています．その際，麻酔深達度および至適鎮静を得るために，麻酔用脳波モニタリングシステム（BISモニター）を用いることがあります（図1A）．なお，意識下アブレーションは，発作時や通電時の症状を確認できるという利点があります．
- BIS（bispectral index）とは，2誘導の脳波を独自のアルゴリズムを用いて解析処理し，麻酔中の意識状態を0～100の数値で表すものです．値が高ければ覚醒を，値が低ければ催眠が深いことを示しています．麻酔中の適切な鎮静状態はBIS 40～60とされており，モニタリングは前頭部に専用電極（BISセンサー）を装着して行います（図1B）．

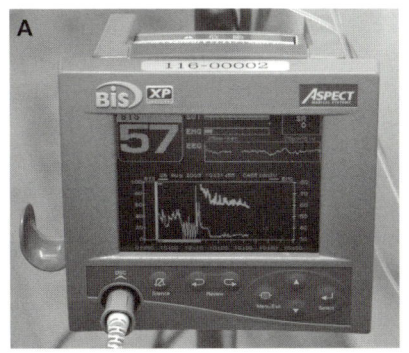 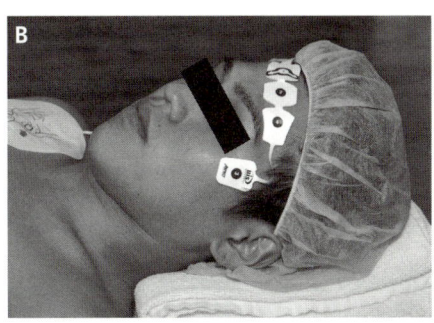

図1　BISモニター
A：モニター，B：前頭部に専用電極（BISセンサー）を装着した様子

- 入室時から以下の薬剤投与を開始し，BISを参考にして調整します．
① **デクスメデトミジン**：本剤2 mLに生理食塩水48 mLを加え，50 mL（4 μg/mL）としたうえで，シリンジポンプに接続し，導入時は4 μg/kg/時で10分間静注し，BISが低下してきた段階で維持量（0.4 μg/kg/時）に変更します．BISが上昇（70以上）してきた際に，再び4 μg/kg/時に増量し，BIS 60以下になるまで追加投与します．
② **プロポフォール**：本剤を希釈せず，シリンジポンプに接続し，導入時は10 mg/kg/時で10分間静注し，BISが低下してきた段階で，維持量（4 mg/kg/時）に変更します．BISが上昇してきた際に，2〜4 mL（20〜40 mg）を急速静注し，BIS 60以下に管理しています．
- BISの上昇や体動などの覚醒を示す所見があれば，必要に応じてオピスタン®（麻薬）35 mg，ミダゾラム（ベンゾジアゼピン系鎮静薬）1 mg，チオペンタール（麻酔薬）25〜50 mgを急速静注し，鎮静を維持するようにします．
- EPSおよびカテーテルアブレーション中は，動脈圧（急激な血圧上昇や下降），心電図（ST-T変化，心室不整脈の出現，心拍数変動），SpO_2（急激な低下），尿量（特に心機能障害がある場合は，尿量に応じた対応）などをモニタリングし，その変化を見落とさず，変化に応じた迅速な対応が必要です
- そのために，カテ室内のスタッフ全員が，検査中にモニタリングしていることを意識し，かつ，それらの変化に気づくことができるよう育成することが最も重要です．

2 シース挿入の方法について教えてください

a　シースの挿入法（図1）

①穿刺部分を中心に広めに皮膚消毒します．

②穿刺部を中心に穴あき滅菌ドレープ（必要ならば複数枚），または大型の清潔覆布をかけます．

③細い針（23 G程度）で十分な局所麻酔を行います．その後，試験穿刺を行い，目標の静脈を確認します．

④試験穿刺での深さを参考にして外筒付き穿刺針を進めた後，内針を抜去し，外筒をシリンジに接続して軽く陰圧をかけ，血液が逆流するまで外筒をゆっくり引き抜きます（図1A）．血液が逆流した位置で外筒を固定しシリンジをはずして，透視装置でガイドワイヤーを確認しながら，外筒から血管内に挿入します（図1B）．このとき重要なのは，外筒を動かさないように保持することです．

⑤シース挿入時の先端部の変形を防ぐため，ガイドワイヤーの刺入部位を数mm皮膚切開します．

⑥ガイドワイヤーを介してカテーテルイントロデューサーを血管内に挿入した後（図1C），ガイドワイヤーとダイレーターを一緒に抜去します．その後，血管内に留置したイントロデューサー内をヘパリン加生理食塩水でただちにフラッシュします（図1D）．なお，図1E，Fはシース挿入に必要な器具を示します．

b　鎖骨部と鼠径部からのシース挿入

1）鎖骨下から鎖骨下静脈へのシース挿入

- 局所麻酔の針を鎖骨中線より穿刺し，胸骨上切痕部に向かって鎖骨下を進めます．静脈の位置が確認できたら穿刺針を刺し，ガイドワイヤーを通してカテーテル用のシースを挿入します．なお，穿刺時の気胸や鎖骨下動脈の穿刺による出血の危険性があるため，予防のために胸郭外穿刺法を用いることもあります．

2）鼠径部から大腿静脈へのシース挿入

- 大腿静脈は動脈の内側に位置するため，シース挿入は比較的容易です．その際，腸骨稜と恥骨部を結ぶ位置と皮膚線条をしっかりと確認し，その下方で穿刺することが重要です．それより上方で穿刺すると，穿刺針が鼠径靱帯を越えて腹腔内に到達することがあり，穿刺部位の圧迫止血に難渋するだけでなく，止血が不十分となって後腹膜腔出血の原因となる危険性があります．

- 右大腿静脈からは，通常，高位右房，ヒス束，右室心尖部または流出路（右室中隔から肺動脈弁間）に3本の電極カテーテルを挿入します．穿刺領域を複数設

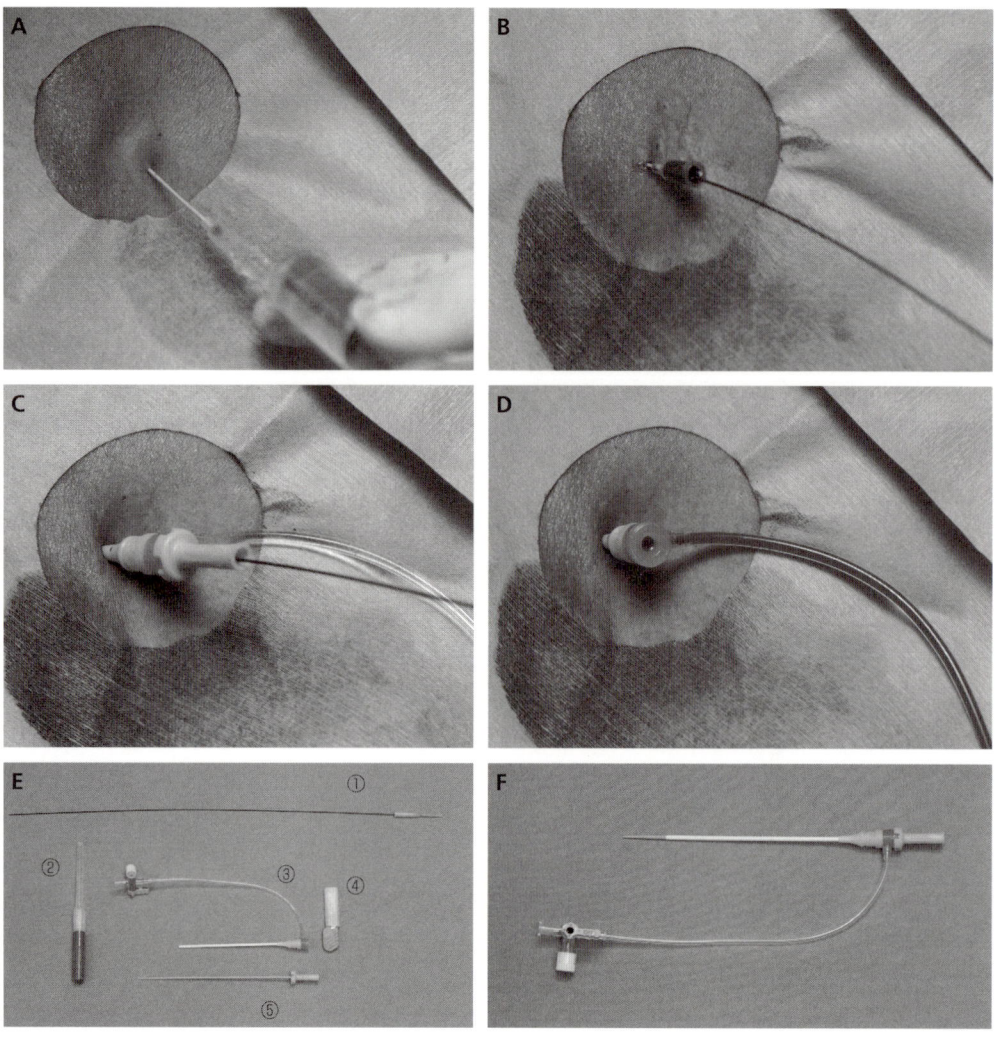

図1 シース挿入法

A：図の左側は患者の頭側である．シリンジに軽度陰圧をかけ，逆流を確認しながら外筒を引く．
B：外筒からガイドワイヤーを血管内に挿入する．
C：カテーテルイントロデューサーを挿入する．
D：イントロデューサー内をヘパリン加生理食塩水でフラッシュする．
E：カテーテルイントロデューサー（①：ガイドワイヤー，②：挿入針，③：シース，④：ダイレーター，⑤：切皮メス）
F：シース内にダイレーターを挿入したもの

ける，または同一の穿刺領域に複数挿入する方法がありますが，穿刺部位を複数設ける場合，最初の穿刺部位を皮膚線条の直下に，2本目を最初の穿刺部位より下方から穿刺します．

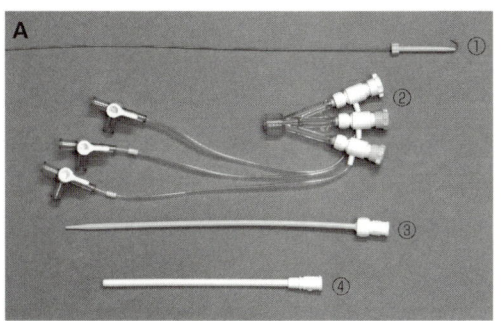
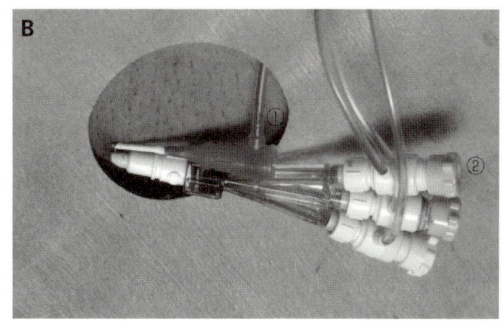

図2　カテーテルイントロデューサー
A：シース挿入に用いる器具（3 wayカテーテルイントロデューサー）（①：ガイドワイヤー，②：シース，③：ダイレーター，④：外筒）
B：血管内に留置後（①：大腿動脈に留置された4Fシース，②：3 wayカテーテルイントロデューサー）

- 3本のシースを挿入する代わりに，1回の穿刺で3本のカテーテルが挿入できるイントロデューサーを用いることができます（図2A）．動脈圧モニター用のシースも同側より挿入します（図2B）．
- EPSに引き続きアブレーションを施行する場合，治療部位が右房・右室側であれば，8Fのロングシース，もしくはSwartzのロングシース（SR0）を，先に挿入したシースの下方から挿入します．左房・左室側であれば，動脈モニター用シースを8Fのロングシースに入れ替えます．

3 基本的なカテーテルの動かし方，電極カテーテルのポジショニングについて教えてください

a 右房：電位記録と刺激に用いる

- 4極電極カテーテルを用いて，洞結節近位部，高位右房（上大静脈-右房接合部に近い部位）にカテーテルを留置します．右房へのカテーテル挿入は容易ですが，十分な心房電位が記録されない場合，刺激閾値の高い場合，電気刺激に一致して横隔膜が刺激される場合は，適当な場所に移動させます．
- 洞結節近位部で良好な場所が確認できない場合，右心耳や低位右房にカテーテルを留置することもあります．

b ヒス束領域：主に電位記録に用いる

- 右房と右室間の前中隔部位に電極カテーテルを留置した際，右房・右室興奮波の間で記録される鋭い振れの電位がヒス束電位（図1）で，特に房室結節リエントリー性頻拍のアブレーションの際は，房室ブロック予防のためにも，安定したヒス束の電位記録を確保することがきわめて重要です．
- カテーテルは大腿静脈より下大静脈を経由させ，まず右室まで進めます．カテーテル先端が心室中隔に向くように，時計回りに回転しながら軽く引き抜くと，心

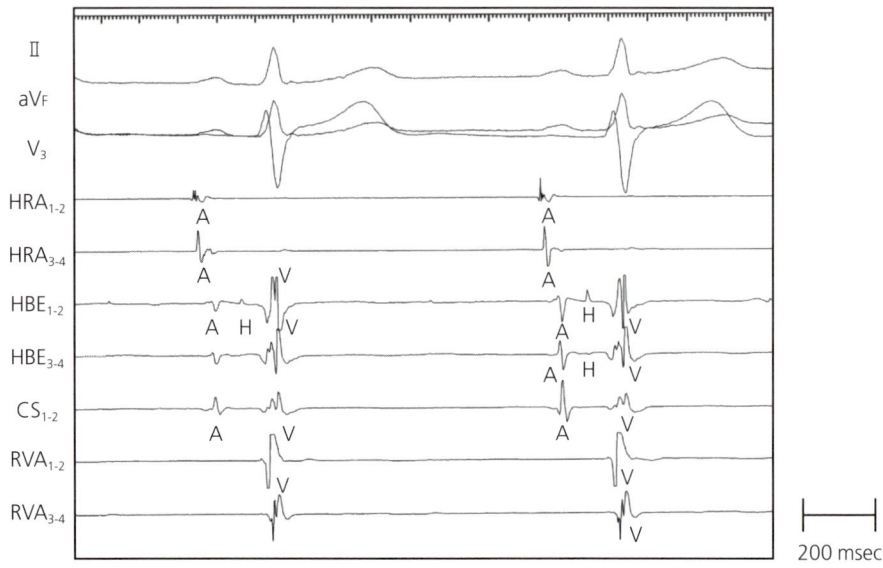

図1 心内心電図

HRA：高位右房，HBE：ヒス束，CS：冠静脈洞，RVA：右室心先部，A：心房電位，H：ヒス束電位，V：心室電位

室波単独から少しの心房波が記録され，さらに引くと心室波直前に急峻な波が出現します．この波がヒス束電位です．カテーテルが中隔側に向いていない場合は，透視下に左前斜位で確認しながらカテーテルを時計回りに回転させ，反対に冠静脈洞方向に向きすぎている場合は反時計回りに回転させて調整します．

c 右室：電位記録と刺激に用いる

- 右房と同様に4極の電極カテーテルを用いて，心尖部や流出路にカテーテルを留置します．右室心尖部へのカテーテル挿入は，あらかじめカーブがついているものを使用し，透視下に，右前斜位で前方を向いていること，左前斜位で中隔側に向かっていることを確認します．
- 右室への挿入が困難な場合には，肝静脈内にカテーテル先端を挿入して屈曲させた状態で右房にカテーテルを移動させると同時に，時計回りに回転して挿入する方法をとることもあります．
- 流出路へのカテーテル挿入は，カテーテルを心尖部から三尖弁方向に時計回りに回転させながら引き抜き，右室中間部で肺動脈方向（上方）へ押し進めます．流出路は筋組織が薄いため，穿孔の危険性があることに留意します．

d 冠静脈洞：電位記録と刺激に用いる

- 冠静脈洞へのカテーテル挿入は，先端可動型のカテーテルを用いれば大腿静脈からも可能ですが，カテーテルが冠静脈洞開口部に向きやすい形状をしており挿入が容易なため，通常は鎖骨下静脈や内頸静脈からアプローチします．
- カテーテルを三尖弁近傍まで進めた後に，カテーテル先端が中隔側に向いていることを確認したうえで，右房後壁中隔寄りに存在する冠静脈洞開口部に押し進めます．開口部に入ると，左前斜位でカテーテルが左房側へ移動します．冠静脈と大心静脈間に弁があり，そこを通過させるときに抵抗を感じることがあります．無理に押し進めると血管を損傷する恐れがあり注意が必要です．
- 大腿静脈アプローチは，先端可動型カテーテルを用いて行います．まず，ヒス束近傍にカテーテルを移動させます．先端を曲げて時計回りに回転させながら後方に向かわせると，冠静脈洞開口部方向（左前斜位で左方）にカテーテルが移動します．そこで，カテーテルを伸ばしながら押し進めると，冠静脈洞に挿入されます．

e 左室：主にアブレーションに用いる

- 左室への挿入は，アブレーションカテーテルの操作性を考慮し，8Fロングシースを使用します．カテーテルのバルサルバ洞（大動脈弁尖）への進め方は，透視

下に右前斜位で確認して大動脈弓まで移動させ，左前斜位で上行大動脈を側方から見ながら，カテーテル先端を屈曲させ，その形状に沿って弁尖に到達させます．
- 左室内への挿入方法は，カテーテル先端をやや屈曲させ，大動脈弁の開口（収縮期）に合わせて前後にカテーテルを運動させて挿入する方法，または冠動脈入口部より上方でカテーテルを屈曲させ，ピッグテールカテーテル挿入と同じ要領で，右前斜位でカテーテル屈曲部が前方を向くようにして挿入する方法で行います（挿入しにくい場合は，カテーテルを時計回りに回転させながら上下に動かすと挿入しやすい）．大動脈弁損傷や冠動脈へのカテーテルの侵入を避けるために，左室内への挿入操作は慎重に行うことが重要です．

1）左側副伝導路アブレーションを行う場合
- 左側副伝導路アブレーションを行う場合は，僧帽弁輪周囲にカテーテルを配置して操作するため，まずカテーテルが大動脈弁を通過した直後に反時計回りに回転させ，軽く引き戻します．この操作で，僧帽弁輪部方向にカテーテルが移動します．
- カテーテルの操作は心基部から弁輪部で行うことで，操作がしやすくなり，至適アブレーション部位を見つけることが可能となります．左房にカテーテル先端が挿入された際は，左前斜位にて時計回りに回転させるとカテーテルは前方（0時方向）に向かい，反時計回りに回転を加えると後方（8時方向）に向かいます．

2）左室内マッピングを行う場合
- 器質的心疾患を伴う持続性心室頻拍などで左室内マッピングを行う場合，アブレーションカテーテルが大動脈弁を通過後，ただちに軽くカテーテルを引き，先端を伸ばしてから心尖部まで進めます．
- カテーテルをバイプレーンで確認しながら，時計回りに回転して引き抜くと中隔から前壁が，反時計回りに引き抜くと側壁から後壁がマッピングできます．カテーテルが自由に動かないときは，乳頭筋や腱索に捕捉されている可能性があり，出し入れしたり，回転させることでそれを解除します．

f 左房：主に電位記録に用いる
1）経左室逆行性アプローチ
- 左室に挿入されたカテーテルを透視で確認し，心基部寄りに反時計回りに回転させながら少し引き上げます．挿入されないときは，大動脈弁上にカテーテルを引き戻し，再挿入時，大動脈弁を通過直後に反時計回りに回転させながら引き戻すようにして，左房内への挿入を試みます．

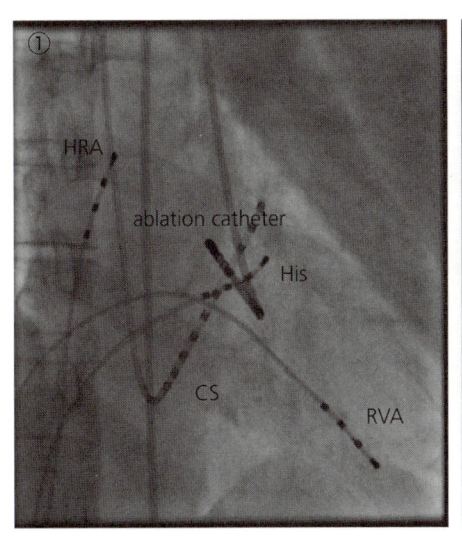

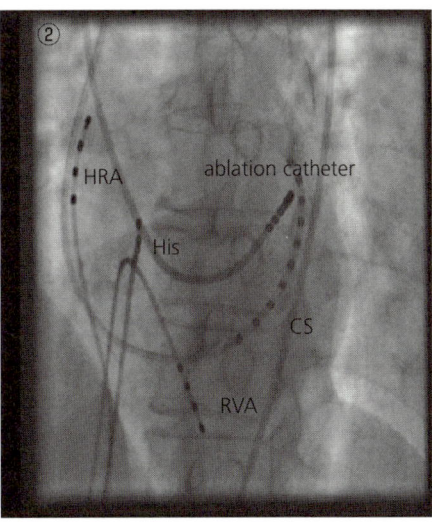

図2　左側副伝導路
僧帽弁輪部（①：右前斜位像，②：左前斜位像）を示す．
HRA：高位右房，His：ヒス束，RVA：右室心尖部，CS：冠静脈洞

- 左房内にカテーテル先端が挿入されると，カテーテル先端は大きく移動します．挿入したカテーテルが，右前斜位にて冠静脈洞内に挿入した電極カテーテル（冠静脈洞内カテーテルは僧帽弁輪に概ね平行に走行しています）より後方に，左前斜位にて側壁方向に，それぞれ位置していることがわかります（図2）．

2）経心房中隔アプローチ（心房中隔穿刺法）
- 右房造影を行い，左房と大動脈などとの位置関係を把握します．透視角度は左前斜位45°と右前斜位30°で，15 mL/秒，総量35〜40 mLバルーンアンギオカテーテルか，ピッグテールカテーテルで造影します（図3A）．
- 穿刺用シースは，ガイドワイヤーを用いて上大静脈まで進めます．ガイドワイヤー抜去後に内腔をフラッシュし，ダイレーター内に心房中隔穿刺針を挿入します．穿刺針はダイレーターより長いため，先端から針が出るまで何横指の余裕があるかをあらかじめ確認し，その間隔を保持して，一緒に操作します（図3B）．
- 心腔内心エコー（ICE）カテーテルを挿入し，卵円窩を確認します．造影された左房の画像で穿刺部位を確認のうえ，上大静脈からシースを，尾側から見て4時方向に向け，ゆっくり引き抜きます．右房に入る際，卵円窩に到達する際に2回スナップします（カクッとシース先端が中隔方向に移動する）［図3C］．
- シース先端が卵円窩に到達し，ICE上で同部位がテンティングしている（押されている）ことを確認後（図3D），左手でしっかりシースを保持して穿刺針を進

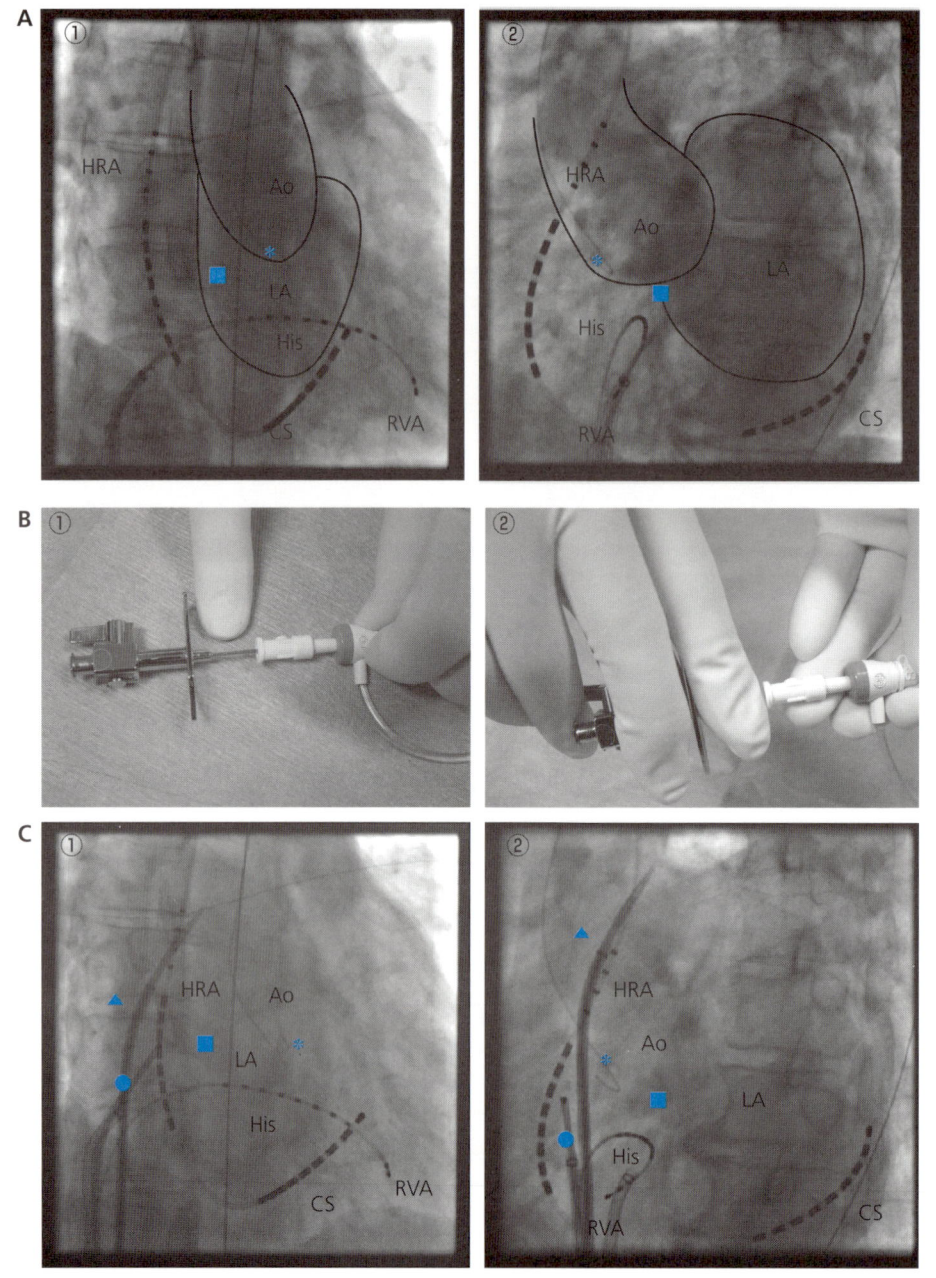

図3 心房中隔穿刺法

A：左房造影（①：右前斜位像，②：左前斜位像）
B：穿刺針とダイレーターの操作法［①：ダイレーター先端からの余裕を確認している（この場合は1横指），②：ダイレーターに挿入された穿刺針を1横指あけて保持している］
C：中隔穿刺前の透視像（①：右前斜位像，②：左前斜位像，▲：シースは上大静脈に位置している）

Ao：上行大動脈，LA：左房，HRA：高位右房，His：ヒス束，RVA：右室心尖部，CS：冠静脈洞
＊：大動脈に挿入されたガイドワイヤー，■：穿刺予定部位，●：ICEカテーテル（ICE Boston Scientific社製Ultra ICE Catheter）

（次ページにつづく）

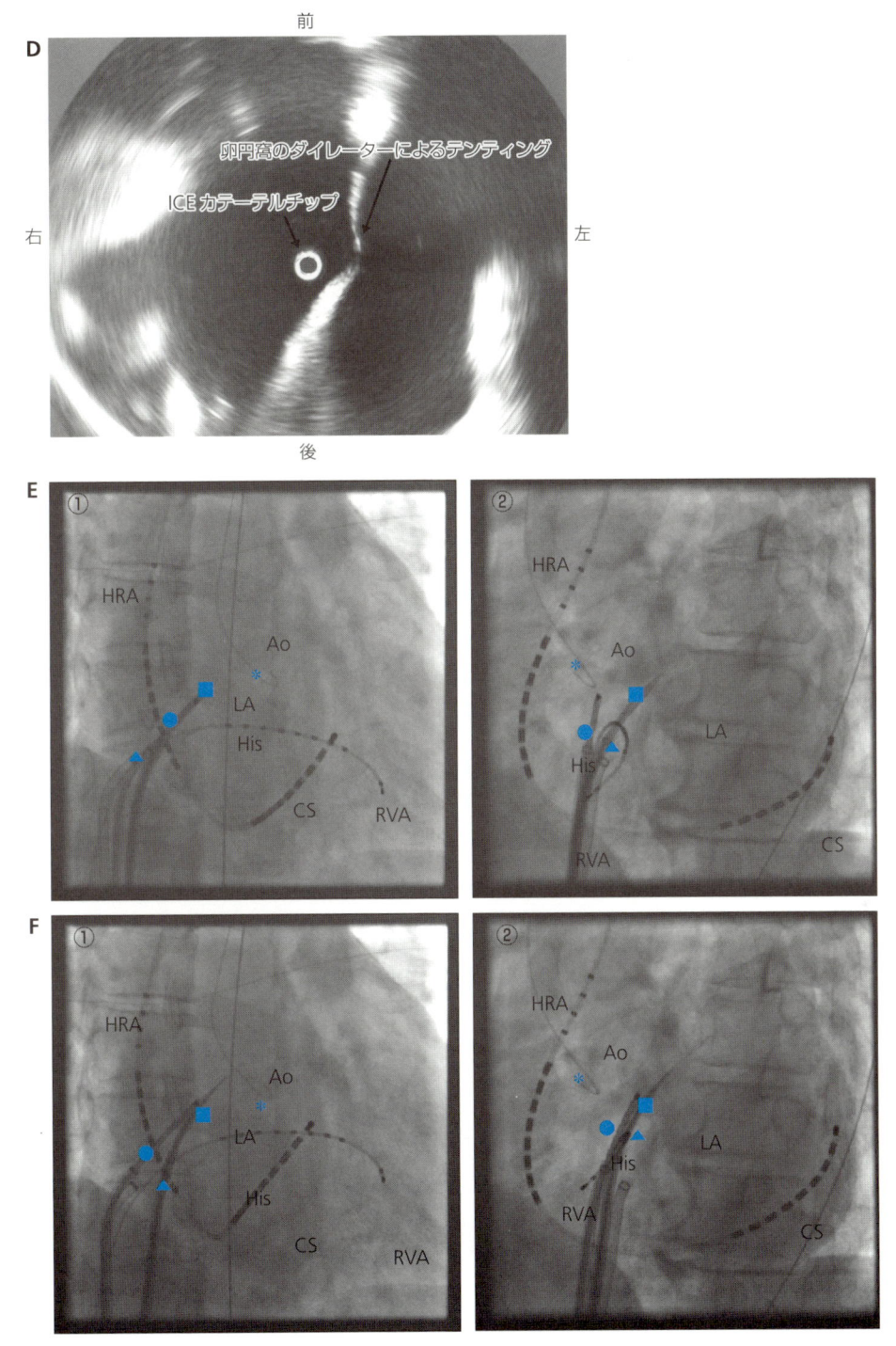

図3 (つづき)

D：心腔内エコーで卵円窩のテンティングが確認されている．

E：中隔穿刺時の透視像（①：右前斜位像，②：左前斜位像，▲：シースは卵円窩に位置している）

F：中隔穿刺後の透視像（①：右前斜位像，②：左前斜位像，▲：シースは卵円窩を通過し，先端造影を施行している）

各略語および記号は前ページ参照．

めます（図3E）．卵円窩を通過するとき，多くの場合，膜を突き抜くような感覚があります．ICE上ではテンティングが消失し，圧監視下にて穿刺する場合は，穿刺後に左房圧が確認されます．
- 穿刺針から血液吸引し，動脈血であることを確認します．次いで少量造影し，左房内であることを確認して，針を少し進めます．穿刺針を固定しながらダイレーターを少し押して，左房内に進めます．針をダイレーター内に回収し，先端造影にて左房の上縁を確認し，ダイレーターとともにシースを少し押し進め，中隔を通過させます（図3F）．

4 Lassoカテーテルの操作法について教えてください

- Lassoカテーテル（図1）は肺静脈と左房の間に留置するリング状のカテーテルで，直径15～30 mm，電極数は10～20極のものがあります．検査前には肺静脈造影を行い，肺静脈の位置・方向・大きさを確認しておくことが必要です．
- 左房に挿入されているSwartzロングシース（SR0かSL1）にカテーテルを挿入して，シースと一緒に操作し，肺静脈方向に向けます．
- まず透視で確認しながら後壁方向に向けます．左から右に移動させる場合は時計回り，逆の場合は反時計回りに回転させて，後壁をなぞるようなイメージで操作します．前壁方向には先端が向かないように注意します．透視下で，左肺静脈は右前斜位，右肺静脈は左前斜位にてカテーテル先端が胸椎方向にあれば，後壁方向を向いていると判断できます．カテーテルは，その形状から時計回りに回転させなければならず，決して反時計回りに回転させてはなりません．
- 肺静脈内へは，カテーテルを時計回りに回転させながら押していくことで挿入できます．肺静脈の下部へは，カテーテル先端をハンドルのレバーで上下に可動させて挿入します．カテーテルが前壁を向いていると左心耳に挿入しやすく，その操作で穿孔が起こりやすいため，カテーテルの方向を確認し慎重に操作して，肺静脈を探すことが重要です．
- 目標とする肺静脈には，いずれも電位を確認のうえ心房側に留置します（図2）．

①**左上肺静脈**：正面像でシースを反時計回りに回転させて後壁側に向け，カテーテルを伸ばした状態で回しながら，左後上方へ進めます．先端が抵抗なく進み，

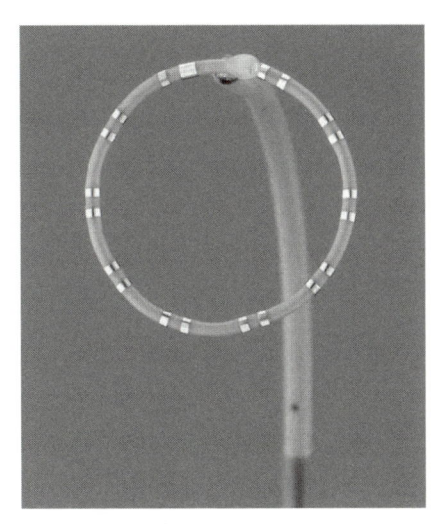

図1　Lassoカテーテル

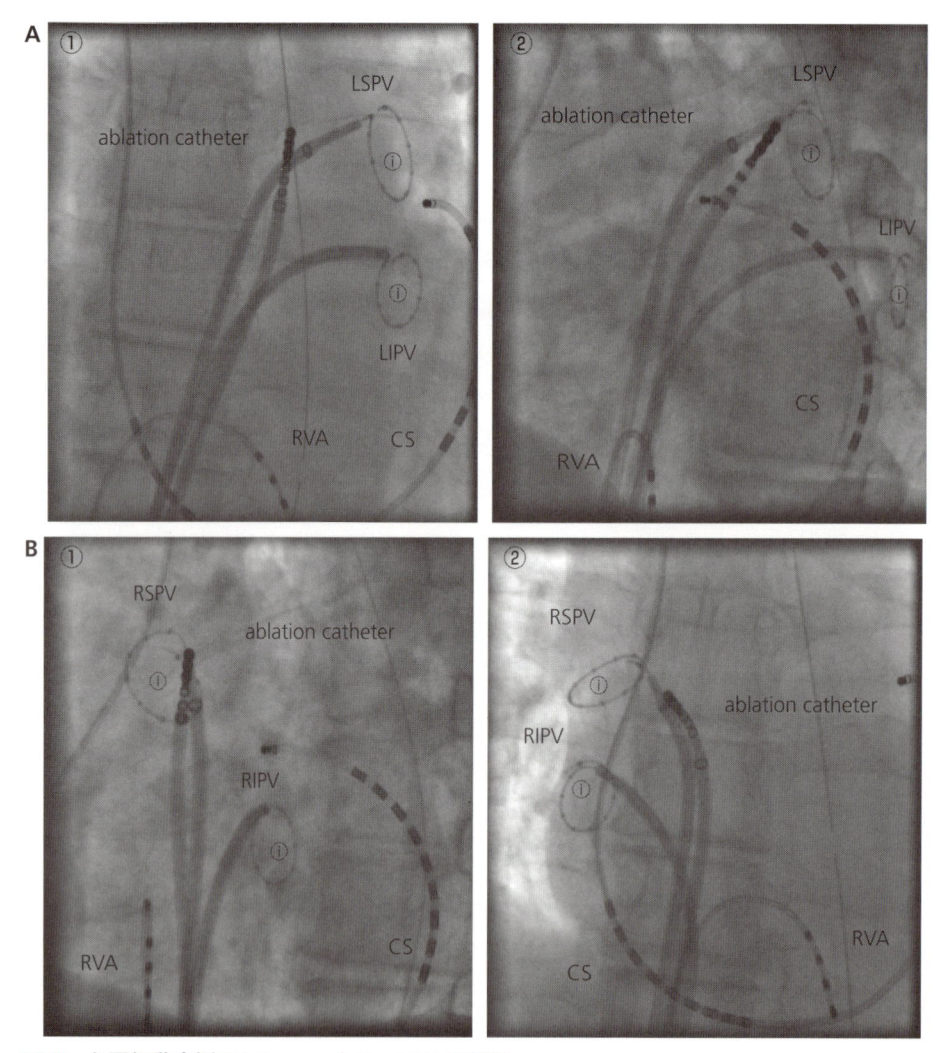

図2 心房細動症例でのLassoカテーテルの留置
A：左肺静脈（①：正面像，②：左前斜位像），**B**：右肺静脈（①：正面像，②：左前斜位像）
RVA：右室心尖部，CS：冠静脈洞，LSPV：左上肺静脈，LIPV：左下肺静脈，RSPV：右上肺静脈，RIPV：右下肺静脈，ⓘ：Lassoカテーテル（Biosense-Webster社製）

左気管支を越える像が確認できれば，左上肺静脈です．
②**左下肺静脈**：正面像でシースを反時計回りに回転させて後壁側に向け，カテーテルを少し曲げた状態で回しながら，右前斜位にて前壁を向いていないかを確認のうえ，後下方へ押し進めます．左前斜位にて先端が抵抗なく進み，冠静脈洞カテーテルと心房陰影を越える像が確認できれば，左下肺静脈です．
③**右上肺静脈**：正面像でシースを後壁側に向け，カテーテルを曲げ，シースを時計回りに回転させながら左房上縁（右肺動脈に押されている部位；この部位を越

す際に多少抵抗がある）を越えると，シースは右側後方にシフトします．カテーテルを伸ばした状態で回しながら，右後上方へ進めます．先端が抵抗なく進み，左前斜位にて冠静脈洞カテーテルを越える像が確認できれば，右上肺静脈です．

④**右下肺静脈**：最も挿入困難な部位です．正面像でシースを後壁側に向け，カテーテルを曲げ，シースを左下肺静脈辺りまで下げた状態で時計回りに回転させながら，後壁中間部まで移動させます．通常，右下肺静脈は真後ろを向いているため，正面像ではLassoカテーテルの正円形が確認できます．さらに，左前斜位にて後方を向いていれば，カテーテルを曲げた状態で回しながら，右後下方へ進めます．先端が抵抗なく進み，冠静脈洞カテーテルを越える像が確認できれば，右下肺静脈です．

5 合併症とその対策について教えてください

a 合併症の実態

- 1995年の日本不整脈学会のカテーテルアブレーション委員会による合併症の報告では，2,580例中，合併症は17例（0.7％）で，その内訳は心タンポナーデ15例，大動脈解離1例，房室ブロック1例となっています（表1）．合併症は，年間50例以下の施設に比較的頻度が高く，経験数と関連しています．
- 海外における心房細動アブレーションの合併症は，8,745症例を対象とした報告で心タンポナーデ1.2％，脳卒中0.28％，一過性脳虚血発作0.66％となっており，従来のアブレーションに比して高率であると報告されています．

表1 カテーテルアブレーションの疾患別登録数と合併症の頻度

対象疾患	登録数	合併症数	頻度（％）
WPW症候群（副伝導路）	1,293	10	0.8
房室結節リエントリー性頻拍	501	2	0.4
心房粗動	239	1	0.4
心房頻拍	76	0	0
房室伝導ブロック・修復	59	0	0
非虚血性心室頻拍	308	4	1.3
虚血性心室頻拍	66	0	0
心室期外収縮	25	0	0
その他	13	0	0
合計	2,580	17	0.7

施行症例数別にみた合併症の頻度

施行症例	施設数	症例数	合併症数	頻度（％）
101例以上	5	824	3	0.4
51～100例	12	824	5	0.6
26～50例	17	660	8	1.2
11～25例	13	244	1	0.4
1～10例	5	28	0	0
計	51	2,580	17	0.7

合併症内訳

合併症	症例数	頻度（％）
心タンポナーデ	15	88
大動脈解離	1	6
房室ブロック	1	6

カテーテルアブレーション委員会報告（1995年）による．

b　主な合併症とその回避策

1）心タンポナーデ，心嚢液貯留

- 心タンポナーデの原因として，カテーテル操作による心臓壁損傷（穿孔）が一般的ですが，心房細動アブレーションや，心外膜起源の特殊な不整脈に対する冠静脈洞内からのアブレーションなどによる心嚢液貯留（心タンポナーデ）も報告されています．また，アブレーション中にポップ現象（アブレーション部位の急激な温度上昇により水蒸気が発生して組織内で破裂する）により，心筋穿孔をきたすこともあります．
- 予防策として，心腔内での電極カテーテルの操作を慎重に行うことは言うまでもなく，特にマッピング時には心筋への過度な圧着を避け，心内心電図などでST上昇を認めたときは，速やかにカテーテルを移動することで穿孔を回避します．ポップ現象は，通電エネルギーを徐々に上昇させることで回避できるとされています．また，CARTOシステムなどを用いて，通電回数を減らしたり，同じ部位での複数回通電を回避することなども有用です．

2）塞栓症

- カテーテルアブレーション中に急激なインピーダンス上昇が認められた場合は，カテーテル先端に血栓が形成していることが多く，カテーテルを引き抜き，その有無を確認します．
- 電極の押し付けが強く，テスト通電時のインピーダンスが高い場合（120 Ω以上），急激な温度上昇を招き，血栓形成の危険性が高まるため，カテーテルを移動させ，インピーダンスの低い部位を探す必要があります．血栓形成予防のためヘパリンを使用しますが，左心系アブレーションではシース挿入後5,000単位を静注し，1時間ごとに1,000単位追加，右心系アブレーションでは3,000単位を静注し，1時間ごとに1,000単位追加静注します．
- 心房細動アブレーションでは，カテーテルを長時間心腔内に留置することも多いため，活性化凝固時間（ACT）を30分ごとに測定し，300秒以上を保つように適宜ヘパリンを追加します．また，最近では，血栓形成の予防効果が報告されているイリゲーション機能付きアブレーションカテーテル（カテーテル先端チップから生理食塩水が一定量流出する）の使用が可能となり，低心機能症例や心房細動アブレーションの際に選択されています．

3）異物混入

- ロングシース使用時に，血栓や空気などの混入の危険性があります．ヘパリン加生理食塩水でシースを持続的にフラッシュする方法の有効性が報告されていま

す．
- 心房細動アブレーションの際は，右房までシースを引き抜いてフラッシュします．ロングシースの血液逆流を確認してフラッシュする際，吸引を急激に行うと弁から空気が混入することがありますが，シースの手元にある弁の部分を叩きながらゆっくり吸引することで，その予防が可能です．

4) 大動脈弁閉鎖不全症
- アブレーションカテーテルの左室内挿入時，大動脈弁損傷による閉鎖不全症を合併することがあります．
- 対策として，カテーテルの左室内挿入時にカーブをつくったまま挿入することを避けることがよいとされていますが，最近のカテーテルは，素材などが改善され，カテーテルを慎重に扱えば合併することはきわめてまれです．

5) その他
- **穿刺部血腫**：慎重な穿刺により回避可能です．多くのシースを留置するために，穿刺の際に十分配慮します．
- **カテーテルアブレーションによる長時間の放射線被曝による皮膚障害**：対策としては，低パルスレートを使用し無駄な透視は避ける，管球と患者の距離を近づける，CARTOやEnSiteシステムなどのナビゲーションシステムを有効に利用する，などがあります．詳細はⅦ章「三次元マッピング法」を参照ください．

V章 プログラム刺激とは何か

1 カテーテルで記録される電位はいったい何を見ているのですか？

- カテーテルに記録される電位は，電極が密着した部位の心房細胞，ヒス束，心筋細胞の興奮電位の総和です（図1）．
- 高位右房は洞結節近傍であり，洞調律時には心房内で最も早期に興奮する部位です．冠静脈洞は左房と左室の房室間溝を走行しているため，左房と左室の興奮の両者が記録できます．ヒス束の電極からは，ヒス束近傍の電気興奮，つまり心房中隔心房筋，ヒス束，心室中隔心室筋の3つの電気興奮が記録されます．ヒス束電位は，心房，心室興奮波の間に記録される鋭い触れの小さな電位です．右室心尖部では，文字どおり右室心尖部心室筋の電気興奮が記録できます．
- 洞結節，房室結節の細胞群の脱分極は緩やかで周波数が低いため，心内電位は通常の記録方法では記録できません．
- EPSではまず，各カテーテルより記録される電位が心腔内のどの部位の興奮を表しているのかを把握する必要があります．体表心電図とカテーテルにより記録された興奮波を比較すると，体表面心電図のP波に各カテーテルの記録する心房興奮波が含まれ，QRS波に心室興奮波が含まれ，さらにPQ間にヒス束の電位が存在していることがわかります（図1）．

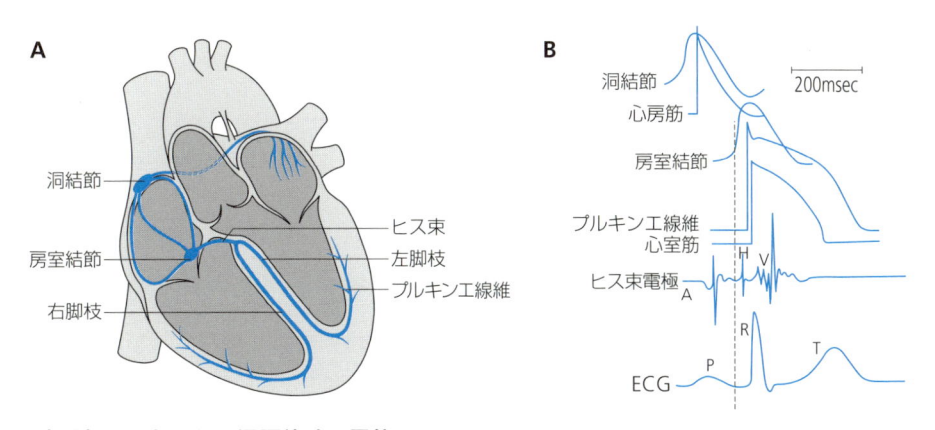

図1 各電極で記録される洞調律時の電位

洞結節，房室結節は，脱分極の立ち上がりが緩やかであり，電位を直接記録することは通常はできない．心房筋の活動電位はP波に，心室筋の活動電位はQRS波に，ヒス束電位はP波とQRS波の間に，心室筋の再分極期はT波に存在する．A：心房電位，H：ヒス束電位，V：心室電位．
(Singer I, Kupersmith J：Clinical Manual of Electrophysiology, Williams & Wilkins, Baltimore, p6, 1993)

2 心臓の興奮伝導について教えてください

a 心房内の興奮伝導

- 洞調律時には，通常は右房側壁中央に存在する洞結節から心臓全体の興奮が始まります．洞結節より生じた興奮は，主に心房内の2つの興奮伝導を介して伝播します（図1）．これと異なる心房内興奮順序がみられたときには，洞調律ではなく，心房内で最も早く興奮している部位（心房内最早期興奮部位）はどこか，またその部位からどのように心房全体に興奮伝播しているかを観察します．

b 房室伝導とは

- 房室伝導とは，心房中隔の低位右房から房室結節，ヒス束を経て心室筋に至るまでの興奮伝導をいいます．ヒス束カテーテルでヒス束電位を記録し，房室伝導時間について，①低位中隔右房からヒス束まで（AH時間），②ヒス束から心室まで（HV時間）の2つの興奮伝導時間に分けて考えていきます．

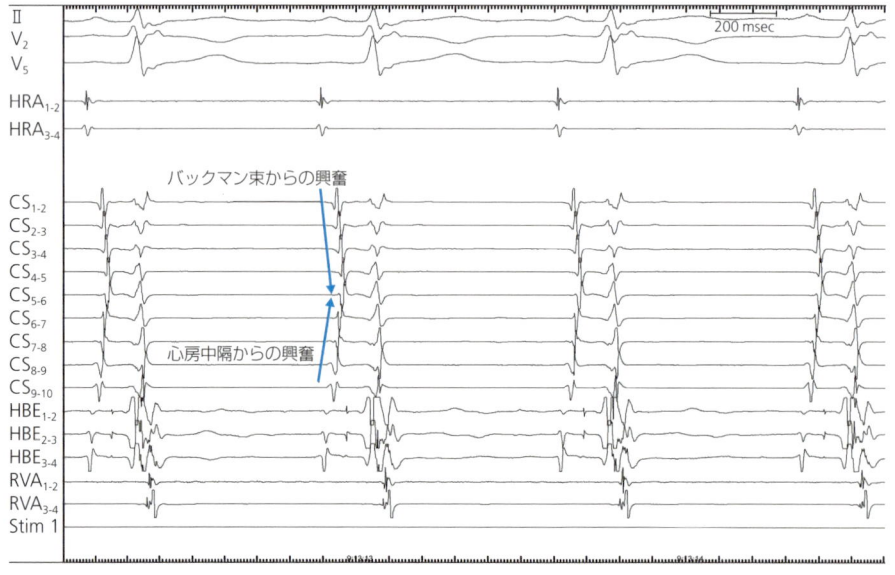

図1　冠静脈洞での心房興奮電位

（上段から）II，V_2，V_5誘導，ならびに高位右房（HRA_{1-2}，HRA_{3-4}），冠静脈洞（10極カテーテルで遠位よりCS_{1-2}〜CS_{9-10}），ヒス束記録部（遠位よりHBE_{1-2}〜HBE_{3-4}），右室心尖部（RVA_{1-2}，RVA_{3-4}）を示す．冠静脈洞遠位部からと冠静脈洞近位部からの興奮が中間で衝突しているようにみえる．洞結節からの興奮がバックマン束と心房中隔から左房へ伝導するためである（矢印）．

V章 プログラム刺激とは何か

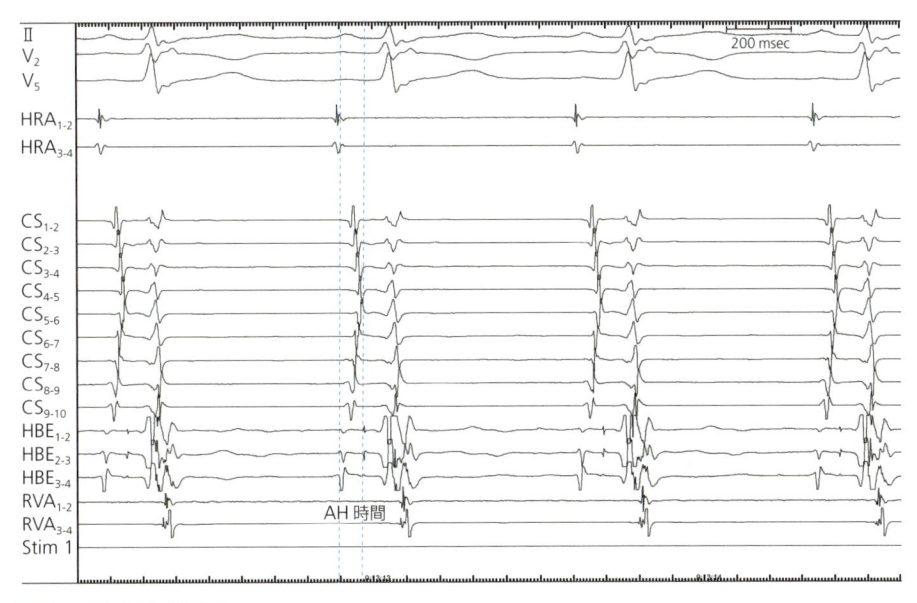

図2 AH時間の測定

（上段から）II, V_2, V_5誘導，ならびに高位右房（HRA_{1-2}, HRA_{3-4}），冠静脈洞（10極カテーテルで遠位よりCS_{1-2}～CS_{9-10}），ヒス束記録部（遠位よりHBE_{1-2}～HBE_{3-4}），右室心尖部（RVA_{1-2}, RVA_{3-4}）を示す．
AH時間は，ヒス束電位が記録される電極での心房電位の立ち上がりとヒス束電位の立ち上がりまでを測定する．房室結節伝導を反映し自律神経の影響を強く受ける．

表1　伝導時間の基準値

報告者	AH時間（msec）	HV時間（msec）
Narula	50～120	35～45
Damato	60～140	30～55
Castellanos	50～120	25～55
Scuilenberg	85～150	35～55
Peuch	45～100	35～55
Bekheit	50～125	35～45
Rosen	54～130	31～55
Josephson	60～125	35～55

①**AH時間**：心房中隔の低位右房から房室結節を経てヒス束が興奮するまでの時間です．具体的にはヒス束が記録される電極で，心房電位の最も早い急峻な振れからヒス束電位起始部までの時間を測定します（図2）．基準値は45～140 msecとされています（表1）．

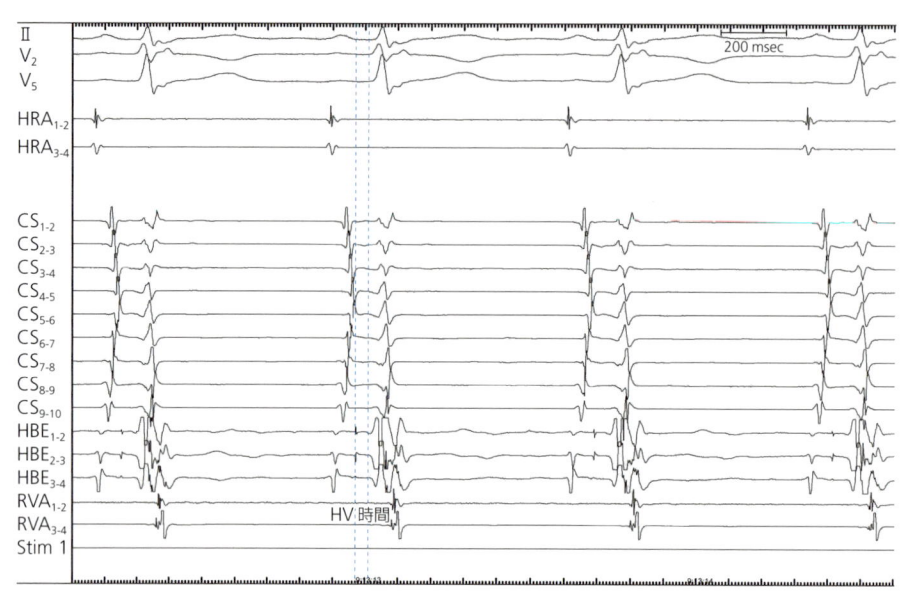

図3 HV時間の測定

図2と同一症例．HV時間は，ヒス束電位が記録される電極のヒス束電位起始部から体表面心電図も含めて記録されるすべての電極のなかで，最も早期に心室興奮を表す電位の立ち上がりまでを測定する．体表面心電図が最早期となることが多い．

② **HV時間**：ヒス束が興奮してから心室筋が最も早く興奮するまでの時間です．計測はヒス束の振れの始まりから，体表面心電図も含め，すべての記録電極から心室筋が興奮したことを示す最も早い時点（通常は体表面心電図でのQRS波起始部）までの時間を計測します（図3）．基準値は35〜55 msecとされています（表1）．HV時間が30 msec以下となる場合は，記録されている電位がヒス束電位ではなく，ヒス束と心室電位の間に存在する右脚電位と考えられます．

3 期外刺激法で何を見ているのですか？

a 期外刺激法とは

- 一定の周期（基本周期）で数拍刺激した（基本刺激）後，短い連結期の刺激（期外刺激）を1拍入れる方法で，最後の期外刺激に対する反応を観察するものです．連結期を調節して心房期外収縮や心室期外収縮を人工的に挿入したものと考えられます．
- 一般的に短い連結期の期外刺激を入れると，それによって生じる興奮伝導時間は延長します．連結期が短ければ短いほど，興奮伝導時間はより延長します．さらに期外刺激の連結期を極端に短縮させると，興奮の消失もしくは伝導の消失がみられます．このような最長の連結期を，有効不応期（effective refractory period）と呼んでいます（図1）．

b 具体的な方法は

- 期外刺激の刺激間隔（S_1S_2；stimulasのS）を横軸にとり，心房筋，房室結節，ヒス-プルキンエ系，心室筋の興奮間隔を縦軸にとると図1のようになり，S_2に対する刺激伝導，もしくは興奮伝導時間を縦軸にとると図2のようになります．
- 心房期外刺激あるいは心室期外刺激を，基本刺激の周期より10〜20 msecずつ短縮させて興奮間隔を記録します．通常の期外刺激法では，基本周期での基本刺

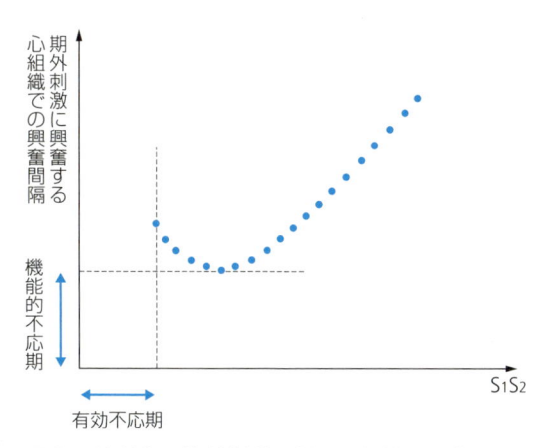

図1 異なる連結期の期外刺激に対する組織の興奮間隔

期外刺激の連結期を横軸（入力）に，組織での興奮間隔を縦軸（出力）にとった場合を示す．連結期を短くしていくと，一定のところから伝導遅延が生じ，ある一定以上連結期を短縮すると逆に興奮間隔は延長し始める．この最短の興奮間隔を機能的不応期と呼ぶ．さらに連結期を短くするとやがて伝導途絶をきたす．刺激が伝導しない最長の連結期を有効不応期と呼ぶ．

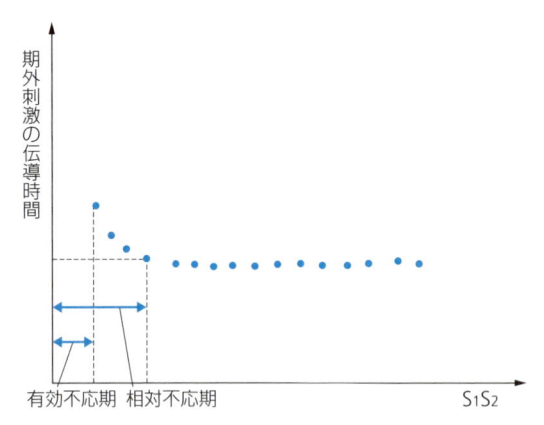

図2 異なる連結期の期外刺激に対する組織の興奮伝導時間
期外刺激の連結期を横軸（入力）に，組織での伝導時間を縦軸（出力）にとった場合を示す．通過時間が延長する最長の連結期が相対不応期となる．

激をS_1，基本刺激後の期外刺激をS_2と呼び，S_1に対する心房興奮波をA_1［atrium（心房）のA］，ヒス束興奮波をH_1［bundle of His（ヒス束）のH］，心室興奮波をV_1［ventricle（心室）のV］，同じくS_2に対する興奮波をそれぞれA_2，H_2，V_2と呼びます．

- 刺激から興奮波まで，あるいはある組織の興奮波から別の組織の興奮波までの伝導時間は，それぞれの刺激・興奮波の記号を並べて表現するのが習わしとなっています（S_1A_1，A_2H_2など）．
- 不応期は電気刺激の強さに影響され，電気刺激の強さに逆相関します．つまり電気刺激の出力が大きければ大きいほど，不応期は短縮します．通常は拡張期閾値の2倍の出力で測定したものを有効不応期と定義します．最大出力（通常10 mA）で測定した有効不応期は「絶対不応期」（absolute refractory period）と定義されていますが，臨床的に「絶対不応期」が必要となる場面はほとんどありません．
- 不応期を測定できない場合があります．特に，順行性のヒス−プルキンエ系の不応期，および逆行性の房室結節不応期は求められないことが通常です．
- 不応期は基本周期に依存しています．そのため，数種類の基本周期（400，600，750 msecなど）で不応期を測定しておくことが望ましいとされています

c 心房期外刺激法の実際

- 心房期外刺激法は，心房と心室が1：1で興奮するような基本周期を加え，期外刺激の連結期（S_1S_2）を基本周期から10〜20 msecずつ短縮させながら，心房筋の有効不応期となるまで連結期を短くしていくものです．

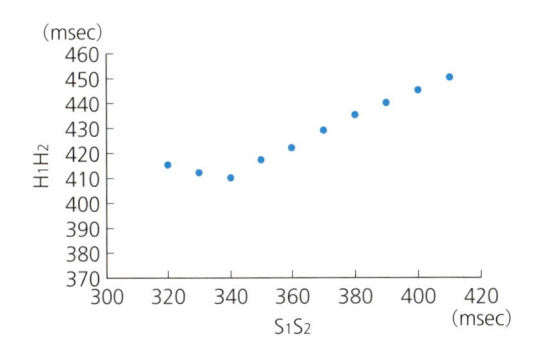

図3 心房期外刺激の連結期に対するヒス束の興奮間隔の関係

320 msecに有効不応期, 340 msecに機能的不応期を認める.

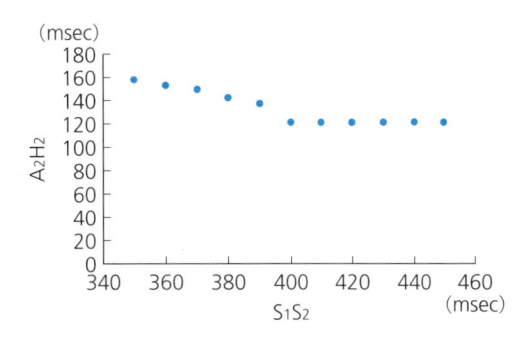

図4 心房期外刺激の連結期に対する興奮伝導時間の関係

400 msecに相対不応期を認める.

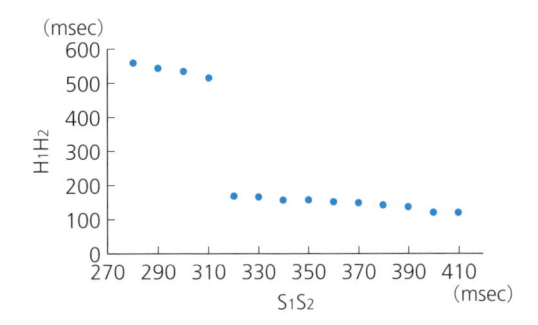

図5 jump-up現象

連結期を短くすると速伝導路の不応期にあたり, 遅伝導路を介して興奮が伝導する. 320 msecから310 msecにおいてAH時間が著明に延長している.

- 基本周期近くの連結期から徐々に短くしていくと, 最初のうちは房室結節内の伝導にも遅延が生じず, $S_1A_1 = S_2A_2$, $A_1A_2 = H_1H_2$です. 徐々にS_1S_2を短くしていくと, 心房の興奮に遅延は生じませんが房室結節内の減衰伝導 (AH間) が生じA_2H_2が延長します.
- さらに短くするとS_2A_2も延長し始め, A_2H_2の延長は顕著になり, S_1S_2は短くなっているにもかかわらずH_1H_2が延長します. さらにS_1S_2を短縮すると房室結節の不応期か心房筋の不応期にあたり, 最終的には心房筋が捕捉されなくなります. 横軸を連結期 (S_1S_2) として, A_2H_2とH_1H_2のどちらを縦軸にとるかで2つのグラフを作ることができます (図3, 4).
- 房室伝導が二重伝導路をもつ場合, 連結期を短くしていくと, まず速伝導路の不応期となり, 速伝導路を介する房室伝導がブロックされます. 同時に, 遅伝導路のみを興奮が伝導することでA_2H_2の著明な延長 (S_1S_2を10 msec短縮したときに50 msec以上) を生じ, これをjump-up現象と呼んでいます (図5).

4 頻回刺激法で何を見ているのですか？

a 頻回刺激とは

- 文字どおり一定の周期で刺激を加えることです．頻回刺激を行う目的は主に4つあり，①頻拍の誘発，②頻拍のリセット・停止，③洞結節機能の評価，④房室・室房伝導特性の評価です．
- 頻回刺激法は，通常10連発以上の連続する刺激を600 msecの周期から開始し，徐々に短縮して200 msecまで短くしていきます．心室にあまりに短い周期の刺激が加わると心室細動を起こす可能性があるので，電気的除細動を準備してから行います．
- 心房の頻回刺激に対する反応は，心房筋，房室結節ともに刺激する心房部位によって大きく変化します．一般的に高位右房の刺激が施行されることが多いですが，刺激に対する反応の解釈は刺激部位を考慮して行う必要があります．

b 反応の捉え方

- 心房に対し高頻度に頻回刺激を行うと，心房筋は通常すべての刺激に対して興奮します（1：1捕捉）．健常者では刺激周期を短縮させても，刺激から局所興奮までの時間（latencyと呼びます），心房内興奮順序，心房内伝導時間などは長い周期の反応と比べ，ほとんど変化しません．
- 房室伝導に関しては，長い周期では洞調律と同様にすべての興奮が心室に伝導します．房室結節伝導に要する時間（AH時間）は大きく変化せず，結果としてPQ時間も変化しません．やや周期を短くすると，心房と心室の興奮は1：1（1：1伝導）であるもののAH時間（その結果PQ時間）が延長します．このように周期を短縮させると興奮伝導時間が延長する傾向を減衰伝導と呼び，正常な房室結節がもつ特性です（図1）．AH時間が延長した後も心房刺激周期を短縮させると，ついには1：1伝導を維持できなくなり房室ブロックを生じます（図2）．
- このとき，ブロックは健常者では房室結節内で生じるためAHブロックとなり，多くの症例でWenckebach型ブロックとなります．すなわち房室結節は頻回刺激に対して減衰伝導特性を有し，AH時間が徐々に延長し，ついにブロックを生じ，ブロック後の1拍目のAH時間はブロック前のAH時間よりも短縮しています．
- 心室を高頻度刺激すると，心房と同様に心室筋は200拍/分までの刺激では1：1捕捉するのが通常です．頻回刺激に対して安定した時点で観察すると，刺激から局所の興奮時相までの時間（latency）も刺激周期の影響を受けません（刺激開始直後は刺激-局所興奮までの時間が延長していることが多いです）．QRS時間

V章
プログラム刺激とは何か

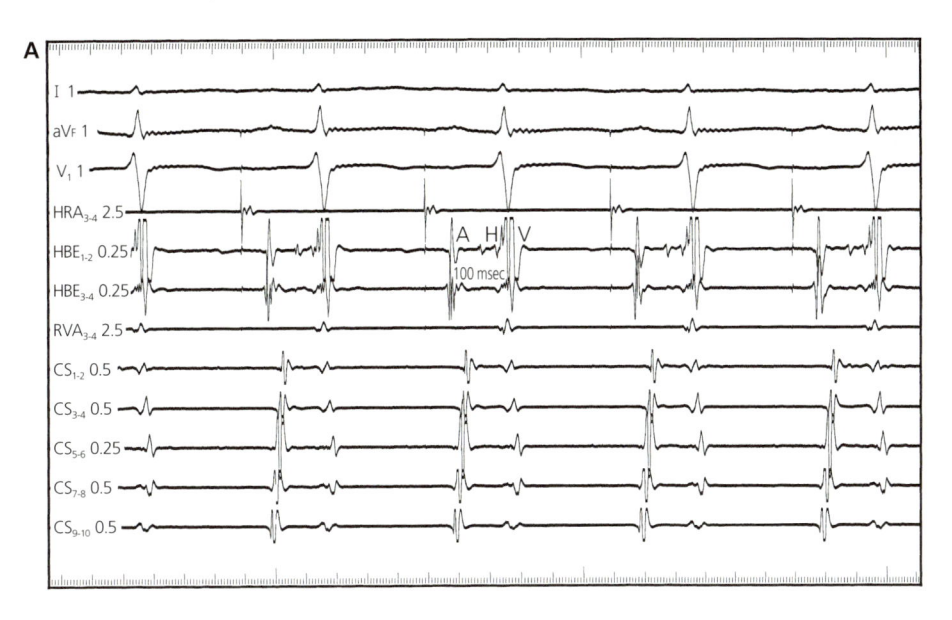

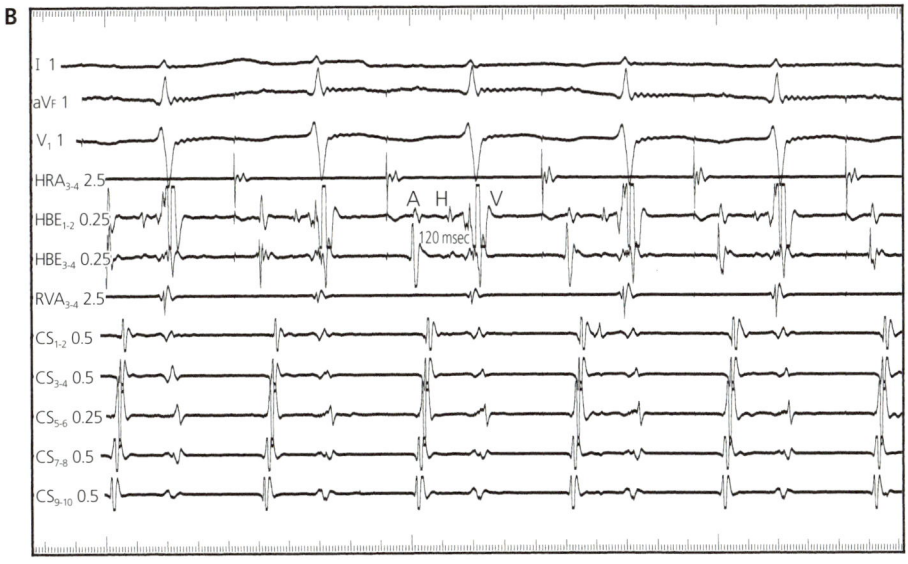

図1 心房頻回刺激時の所見（1）

A：周期600 msecでの心房頻回刺激時の反応（AH時間：100 msec）．
B：周期500 msecで刺激するとAH時間は120 msecに延長．
（各図上段から）I，aV$_F$，V$_1$誘導，ならびに高位右房（HRA），ヒス束（遠位：HBE$_{1-2}$，近位：HBE$_{3-4}$），右室心尖部（RVA），冠静脈洞（10極カテーテルで遠位よりCS$_{1-2}$〜CS$_{9-10}$）を示す．
[山下武志：電気生理検査総論．臨床心臓電気生理検査，第2版，井上 博，奥村 謙（編），医学書院，東京，p49，2007]

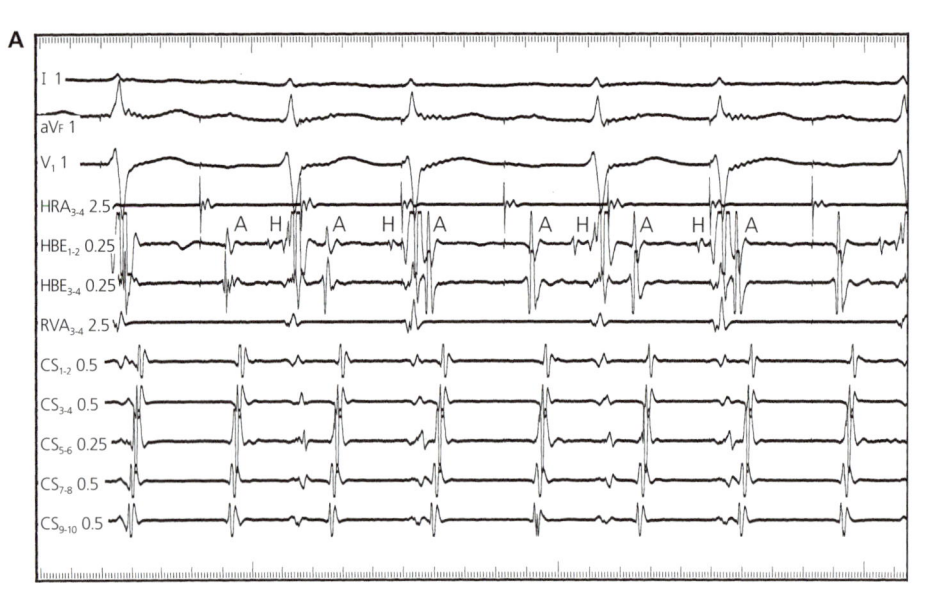

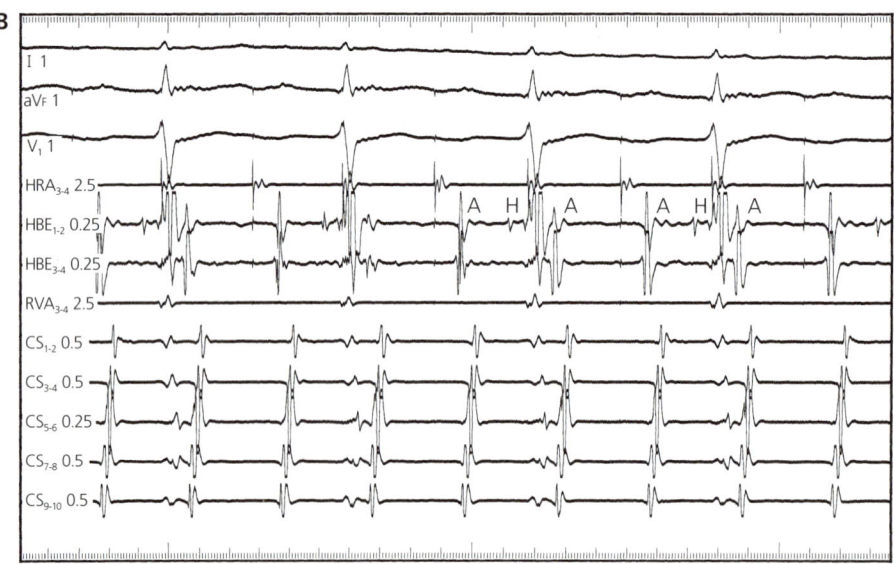

図2 心房頻回刺激時の所見（2）

図1と同一症例．
A：周期333 msecでの反応．AH時間が徐々に延長しWenckebach型ブロックを生じている．
B：周期300 msecでの反応．2：1房室ブロック．経過を通じてHVブロックに延長は認められない．
［山下武志：電気生理検査総論．臨床心臓電気生理検査，第2版，井上 博，奥村 謙（編），医学書院，東京，p50，2007］

もほとんど変化しません．これらの反応は心房頻回刺激における心房筋の反応と同様です．
- 正常の房室結節，ヒス–プルキンエ系を介した室房伝導をもつ頻度は40〜90％と報告されています．房室伝導の良好な例で室房伝導も認められやすいですが，完全房室ブロックであっても室房伝導が存在することがあります．
- 室房伝導が存在する場合には，逆行性の心房興奮順序に注意します．健常者では逆行性心房興奮は心房中隔より生じ，冠静脈洞近位部はこれに遅れます．逆行性心房興奮は心房中隔を中心として全体へ伝播し，冠静脈洞では近位部から遠位部へ，右房では低位右房から高位右房へという興奮順序になります（ヒス束記録部で逆行性心房興奮は最早期を示します）．
- これ以外の興奮順序をもつ逆行性心房興奮順序がみられた場合は，通常の房室結節を介した逆行性室房伝導ではありません．この場合は，副伝導路の存在や，房室結節二重伝導路の遅伝導路の存在を考慮しなければなりません．

5 頻拍のメカニズムに関する特殊用語について教えてください

a リエントリー，一方向性ブロック，緩徐伝導

- 現在EPSが対象とする持続性不整脈の多くは，興奮旋回（リエントリー）がその機序とされています．リエントリーとは，ある一定の回路を興奮が旋回することによって，電気興奮が継続することをいいます．
- 一般的にこのようなリエントリー性不整脈の成立条件には，①リエントリー回路，②一方向性ブロック，③緩徐伝導の3つの条件がそろうことが必要とされています．その例を模式図として示しました（図1）．
- 図に示すように，二重経路が存在するモデルでは，普段は興奮が経路Aと経路Bともに伝導しています．特定の連結期の期外刺激が加わることで，経路Bで不応期のために興奮伝導が途絶し（一方向性ブロック），同部位での伝導が十分遅れれば（緩徐伝導），経路Bを興奮が伝導する間に経路Aが不応期を脱し，その興奮が逆行性に伝導途絶部位に進入することから，リエントリーが生じます．

b 異所性自動能と異常自動能

- 自動能をもつ細胞群は洞結節以外に，上大静脈と心房境界領域，分界稜，冠静脈洞開口部，房室弁，房室結節近位部，ヒス束，プルキンエ系にも存在しています．これらは異所性自動能（ectopic automaticity）と呼ばれ，その発火頻度が洞結節より低いため，普段はマスクされています．ただ，何らかの理由で洞結節の興奮回数が低下した場合には，これら下位の異所性自動能の調律となります．
- 異常自動能（abnormal automaticity）は異所性自動能とは異なり，細胞内外の因子により正常の洞調律より早い興奮が洞結節以外の場所で起きることをいいま

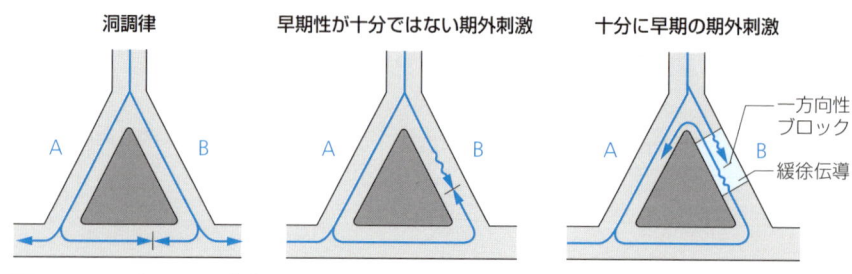

図1　リエントリーの成立

リエントリーの成立には，①リエントリー回路，②一方向性ブロック，③緩徐伝導の3つの条件が必要である．一方向性ブロックは十分に短い期外刺激により形成される．経路A，Bの詳細は本文参照．
（山下武志：心筋細胞の電気生理学，メディカルサイエンスインターナショナル，東京，p99, 2002より改変）

す．典型的な例は，心筋梗塞の急性期に合併するプルキンエ細胞の異常自動能による促進心室固有調律（accelerated idioventricular rhythm）です．この異常自動能は血清カリウム（K）濃度の低下や心筋の虚血や炎症などの細胞内外の因子が誘因となります．

c 撃発活動

- 撃発活動（triggered activity）は異常自動能と異なり，その発生に先行する活動電位が必要です．先行する興奮から誘発（triggered）された興奮という意味での名称で，その発生様式から，さらに①早期後脱分極（early afterdepolarization：EAD），②遅延後脱分極（delayed afterdepolarization：DAD）に分けられます．
- **EAD**：先行する活動電位第2，3相から生じる一過性脱分極で，その発生には活動電位持続時間の異常な延長が必要です．先天性QT延長症候群や，徐脈や抗不整脈薬などによるQT延長に伴うtorsade de pointesがその例にあたります．一般的にEPSでの電気刺激によりこの撃発活動を誘発することはできません．
- **DAD**：先行する活動電位の再分極直後に起こる一過性脱分極で，細胞内カルシウムイオン（Ca^{2+}）濃度の増加が必要です．細胞外Ca^{2+}濃度を上昇させるものはすべてこのDADの原因となり，細胞外Ca^{2+}増加，カテコラミン，ジギタリス製剤，虚血，再灌流，細胞外K^+濃度低下などが含まれます．EPSでは高頻度駆動ペーシング（overdrive pacing）により細胞内Ca^{2+}が上昇することで誘発されやすくなります．カテコラミン誘発性心室頻拍がその典型です．

6 頻拍アブレーションでよく用いられる特殊用語について教えてください

a 頻拍のリセット，エントレインメント

- リセット（reset），エントレインメント（entrainment）は，リエントリー性頻拍を対象にEPSを施行する際に観察される特有な現象です．
- リエントリー性不整脈の頻拍中に，リエントリー回路の外からカテーテル電極を用いて電気刺激を加えることを考えます．はじめに，興奮より少し短い間隔で刺激を加えてもリエントリーを回る興奮波には影響しません．これは，加えた刺激の興奮波がリエントリー回路内に入る前に回路からの興奮波と衝突するためで，回路内に入り込めないからです．
- ここで，徐々に興奮を加える間隔を短くしていくと，リエントリーからの興奮と衝突する位置が徐々に回路に近くなり，いずれ加えた電気刺激の興奮が回路の興奮可能な領域（興奮間隙）に入り込みます（図1）．
- 回路に入り込んだ電気刺激の興奮は，回路内を逆旋回性に進入する興奮と順旋回性に進入する興奮の2つに分かれ，前者の興奮は頻拍の興奮前面と衝突し，最終的に消失します．後者の興奮は頻拍の不応期と衝突しない場合は，新たな頻拍の興奮前面となって頻拍を持続させます．したがって外部から加えた刺激による興奮が，見かけ上頻拍の興奮前面を先行させるため，刺激を加えた1拍分の頻拍

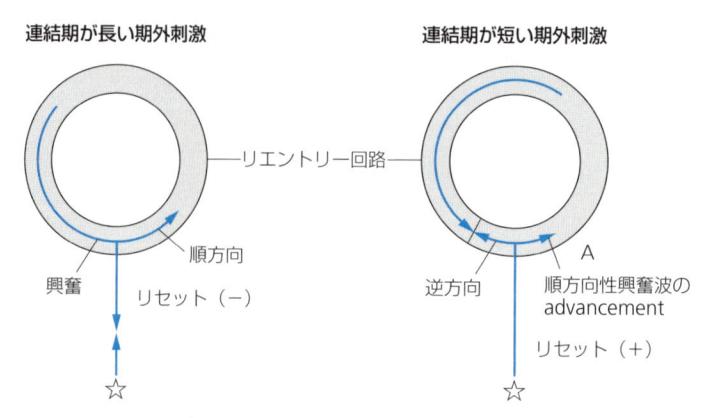

図1 リセット現象

リエントリー性頻拍の興奮間隙に刺激が入り込むことで，頻拍のリセットを認める．刺激部位が回路に近いほど，興奮が回路に入り込みやすくリセット現象は起きやすい．
☆：刺激部位
(山下武志：心筋細胞の電気生理学，メディカルサイエンスインターナショナル，東京，p128，2002より改変)

周期は短くなります（advancement）．このような現象を「頻拍のリセット」と呼んでいます．
- リセット現象では通常，電気刺激を挟む2拍分の周期が頻拍周期の2倍より短くなったことをもってadvancementが起こったと判断します（図2, 3）．図2では回路内に刺激により加えた興奮が進入できていませんが，図3では回路内の興奮間隙に入り込み，刺激を挟む2拍分の間隔が頻拍のそれより短縮し，リセットを認めます．
- したがって，①頻拍中に加えた外部刺激が，ある連結期以下で頻拍をリセットし，②連結期を短縮するとよりadvancementが増加し，③このようなリセットの程度が刺激部位に依存し，④回復周期が一定であれば，その頻拍はリエントリーによるものであると推測されます．
- 期外刺激によるリセットは，刺激部位がリエントリー回路から遠いときには困難です．これに対し，頻拍周期より短い刺激周期で連続刺激法を行った場合は，必ずリエントリー回路内に電気刺激を入れることができます．このときみられる電気現象をエントレインメント（乗り込み現象）と呼びます．
- たとえばリエントリー性心室頻拍において回路外から心室頻回刺激によるエン

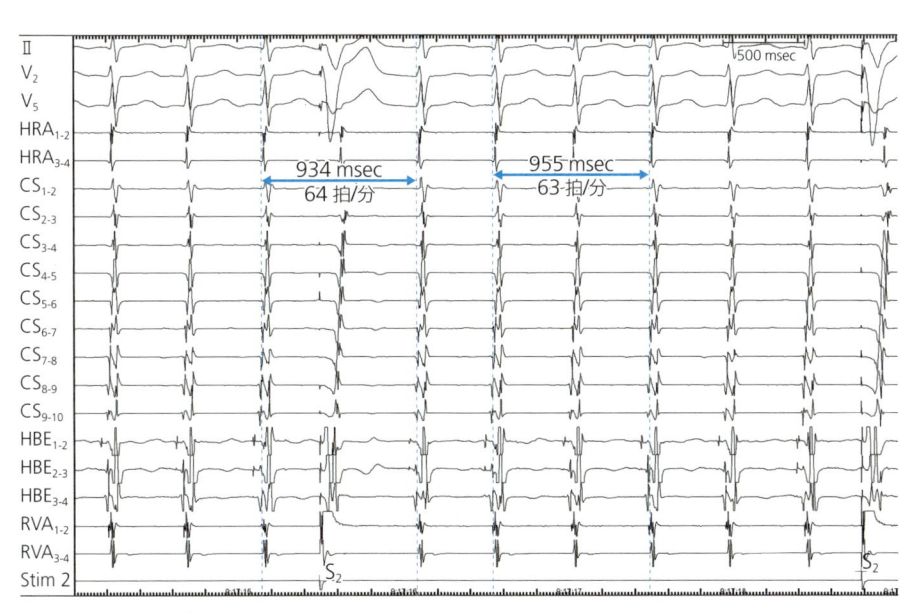

図2　リセット現象：reset（＋）
房室結節リエントリー性頻拍中の心室刺激によるリセット現象．ヒス束の興奮可能期に興奮を加えるとリセットを認めた．連結期を変えるとリセットを認めない．
（上段から）II, V_2, V_5誘導，ならびに高位右房（HRA_{1-2}, HRA_{3-4}），冠静脈洞（10極カテーテルで遠位よりCS_{1-2}〜CS_{9-10}），ヒス束記録部（遠位よりHBE_{1-2}〜HBE_{3-4}），右室心尖部（RVA_{1-2}, RVA_{3-4}）を示す．

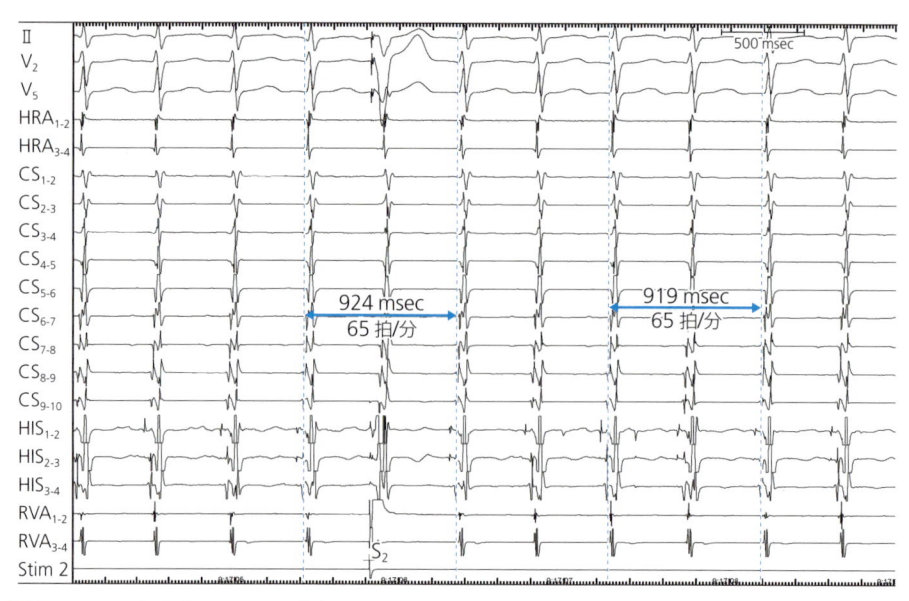

図3　リセット現象：reset（−）
図2と同一症例．

トレインメントを行うと，頻拍時の波形とは異なる一定したQRS波形がみられます（constant fusion）．さらに，頻回刺激の最終の刺激で誘発されるQRS波形は頻拍発作中に観察されるものと同じ形です．また，刺激周期を変えて頻回刺激を加えると，リエントリー回路内での順行性興奮と逆行性興奮の衝突部位が変化するため，体表面心電図の波形が変化し，各刺激周期に特有の波形を表します（progressive fusion）[図4]．

- このエントレインメントを用いて，リエントリー回路の位置の決定に有用であるとされる指標がpost pacing interval（PPI）です．頻拍中に頻拍周期より10〜20 msec短い周期で頻回刺激を行うと，頻拍は刺激周期まで促進されます．ここでペーシングを中止すると，カテーテル先で記録される局所電位が回復周期となるのにかかる時間（PPI）は，興奮が頻拍周期回路からの距離を往復するのにかかる時間と心拍の周期（tachycardia cycle length：TCL）を加えたものになります．

- そのため，回路に近ければ近いほどPPIはTCLと近くなり，回路上であれば理論上はPPI＝TCLとなります．現実にはPPI＝TCL±30 msecのときカテーテルは回路上にあると判断します．

b　jump-up現象

- 房室結節が速伝導路と遅伝導路の二重伝導路を有する場合に起きる現象です．

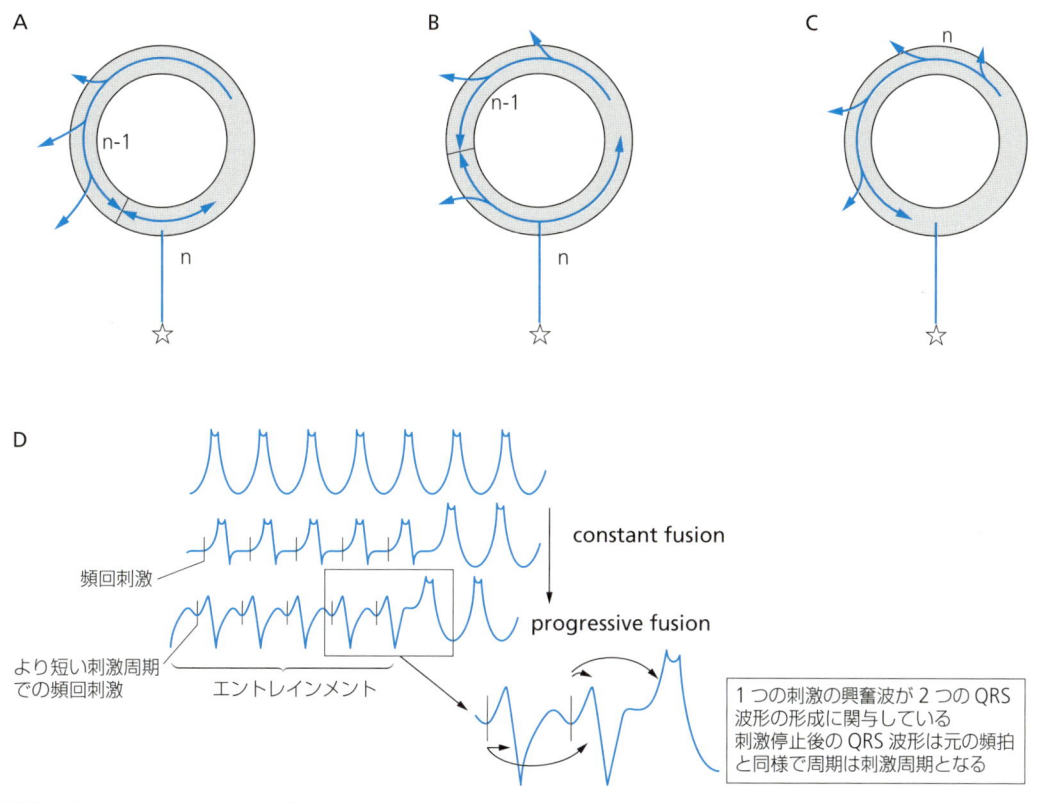

図4 リエントリーのエントレインメント
A：constant fusion．QRS波形は興奮波nとn-1の融合波形となる．
B：progressive fusion．刺激周期を短くすると，刺激による興奮波がより旋回路に入り込み，nとn-1の融合波形が変化する．
C：刺激をやめると，元の頻拍のQRS波形となるが，刺激停止後1拍目の周期は刺激周期となる．
D：詳細は本文参照．
☆：刺激部位
(山下武志：心筋細胞の電気生理学，メディカルサイエンスインターナショナル，東京，p129，2002)

一般に速伝導路は伝導速度が速く不応期が長く，遅伝導路は伝導速度が遅く不応期が短いです．期外刺激の連結期を短くしていくと，速伝導路も減衰伝導特性を有するため，徐々にAH時間は延長していきます．さらに短くしていくと速伝導路の不応期にあたり，遅伝導路を介して興奮が伝導し，著明にAH時間が延長します．

● 具体的には連結期を10 msec短くしたときに50 msec以上の伝導遅延が起きればjump-up現象とみなします（図5，6）．図の例では連結期を320 msecから310 msecへ短くすることで，AH間隔が169 msecから514 msecと著明な延長を示し，その後の頻拍の誘発を認めています．体表面心電図でも心房期外収縮のPR間隔の著明な延長があれば，二重伝導路の存在が疑われます．

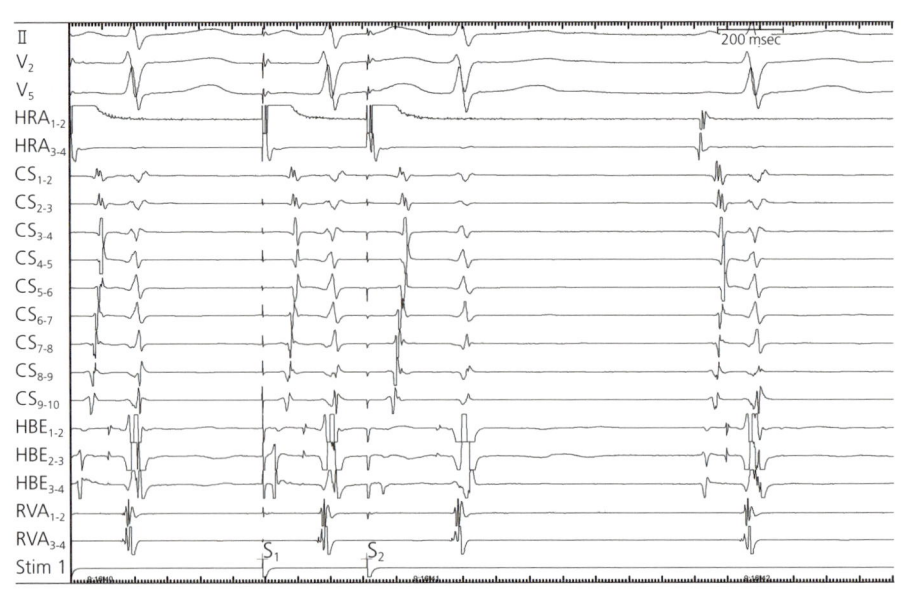

図5　jump-up現象：S₁S₂ 320 msec

基本周期600 msecでの心房期外刺激法．（上段から）II，V₂，V₅誘導，ならびに高位右房（HRA₁₋₂，HRA₃₋₄），冠静脈洞（10極カテーテルで遠位よりCS₁₋₂～CS₉₋₁₀），ヒス束記録部（遠位よりHBE₁₋₂～HBE₃₋₄），右室心尖部（RVA₁₋₂，RVA₃₋₄）を示す．
期外刺激を320 msecから310 msec（図6参照）まで短縮すると，AH時間が169 msecから514 msecと著明に延長し（jump-up現象），それに伴い頻拍の誘発を認める．

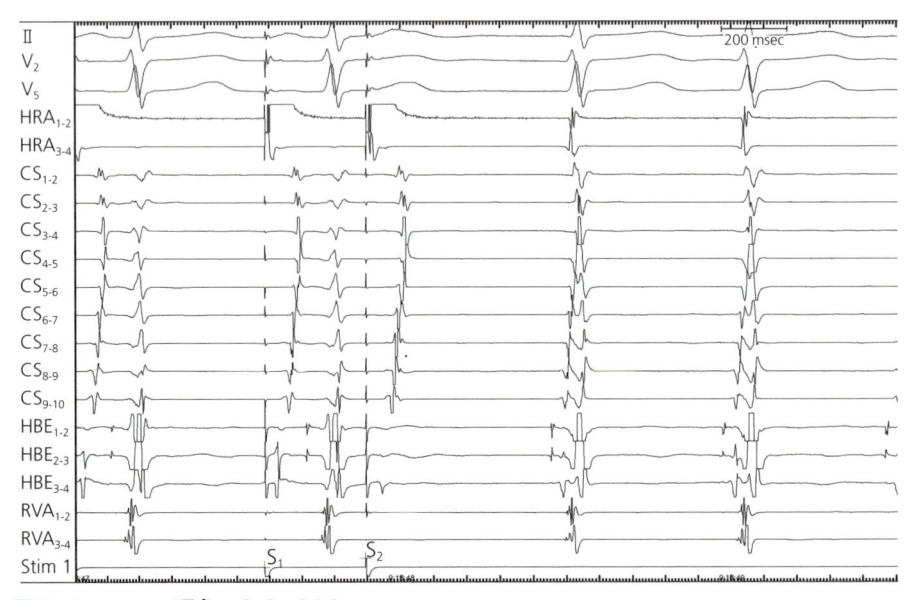

図6　jump-up現象：S₁S₂ 310 msec

図5と同一症例．

c 電位のfragmentation，double potentials

- 正常組織に双極電極を留置すると，そこから得られる局所電位は通常，鋭い二相性（＋－型または－＋型），あるいは三相性（M型またはW型）となり，その電位幅も短いのが正常です．また，心房の電位ならP波の中に，また心室の電位ならQRS波の中に存在しているのが原則です．これらの局所電位は，双極電位の2つの電極間に存在する心筋の興奮様式を反映しています．健常心筋では，興奮はスムーズにかつ速いスピードで通過します．

- しかし，病的心筋では心筋周囲の線維化を伴い，興奮が不規則な経路をたどるため，ジグザグにゆっくりしたスピードで通過します．結果として病的心筋の局所電位は，①電位幅が広い（興奮伝導時間が長い），②低電位（時間がかかるためある瞬間に興奮している心筋量が少ない），③電位が多くの高周波成分を示す［ギザギザしている（興奮伝導がジグザグである）］という特徴を示すことが多くなります（図7A）．これを電位のfragmentationとかfragmented electrogramと呼んでいます．時にはこのfragmentationが著明で，QRS波からはみだしている（心房ならP波からはみだしている）場合もあり，健常心筋より遅れて興奮するという意味で遅延電位（delayed potential）［図7B］と呼んでいます．

- fragmented electrogramと類似した電位として，double potentials（図8）という用語もよく用いられます．この電位も電位幅が広いという意味ではfragmented electrogramと同様ですが，fragmented electrogramは電位が連続的であるのに対し，double potentialsは文字どおり電位が2つみられ，その2つの電位の間には電位がない（つまりflatである）場合をいいます．double potentialsは電極を留置した部位に伝導ブロックが存在し，その両側が異なる時相で興奮していることを意味し，心臓手術後の切開痕，アブレーションライン周辺で記録されます．

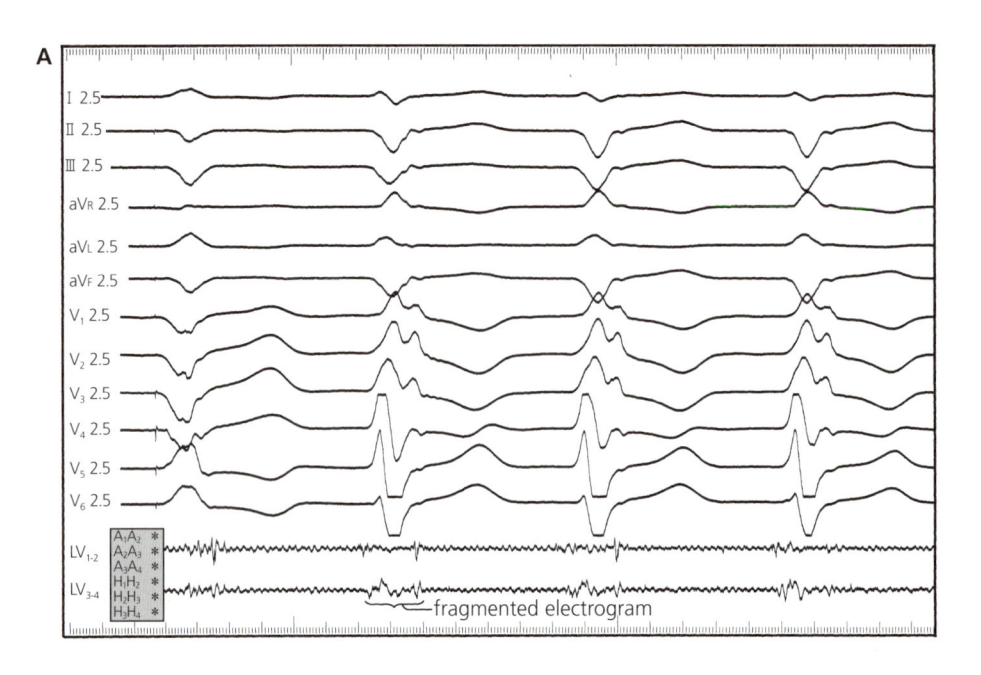

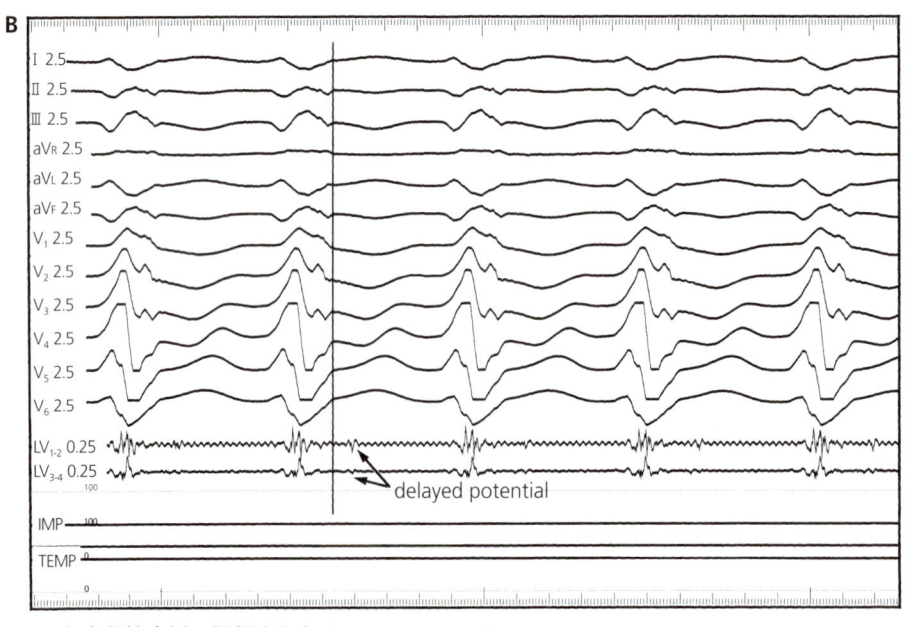

図7 心室頻拍症例で記録されたfragmented electrogram

A：左室電位の持続は長く棘波の数もきわめて多い．
B：心室電位がQRS波から離れて記録されている（delayed potential）．
［山下武志：電気生理検査総論．臨床心臓電気生理検査，第2版，井上　博，奥村　謙（編），医学書院，東京，p74，2007］

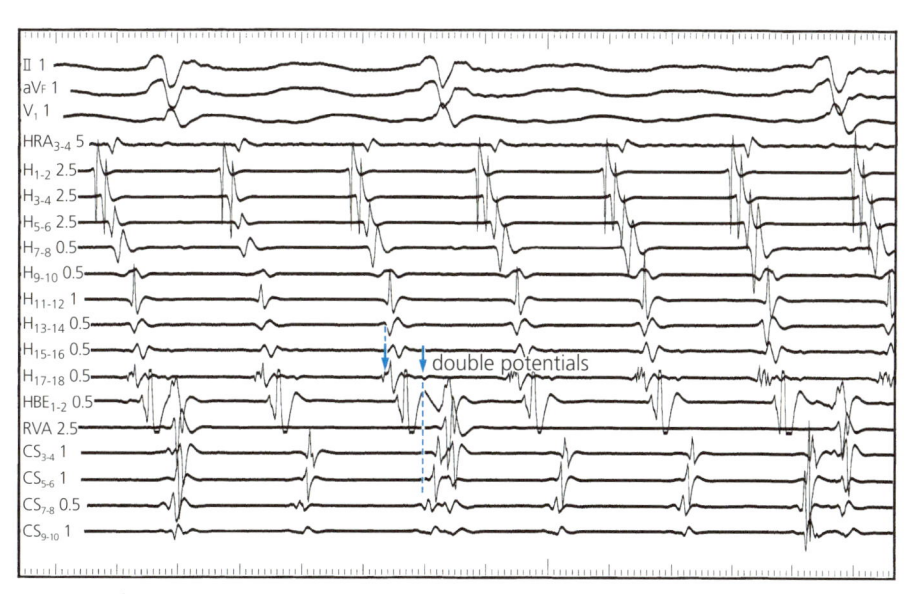

図8 心房粗動症例で記録された double potentials
ヘイローカテーテル 17-18（H$_{17-18}$）で記録されている電位は幅が広く，大きな前半成分と小さな後半成分からなる．この部位はリエントリー回路の中心にあり，右房自由壁側の興奮（H$_{13-14}$）と中隔側の興奮（CS$_{7-8}$）の両者を記録しているものと考えられる．
[山下武志：電気生理検査総論．臨床心臓電気生理検査，第2版，井上　博，奥村　謙（編），医学書院，東京，p75，2007]

VI章
検査と治療の実際

A 洞不全症候群

1 洞不全症候群について教えてください

a どういう病態か

- 洞不全症候群（sick sinus syndrome：SSS）は，洞結節の刺激生成の異常，または洞結節から心房への興奮進出（洞房伝導能）の異常により，心房の興奮頻度が低下する疾患です．原因として，心房筋の虚血や変性，心筋炎，心筋症，間質組織の線維化などが関与する場合がありますが，多くは原因不明です．
- わが国では，ルーベンスタイン病型分類が広く用いられています（表1）．いずれの病型でも，心拍が欠損する原因は心房収縮の欠如であり，心電図上はP-QRS-T波すべてが欠損します（図1）．
- SSSによる症候としては，めまい，失神に代表される脳虚血症状，または徐脈依存性の心機能低下があります．心拍欠如による脳虚血症状はAdams–Stokes症候群と呼ばれ，3～5秒以上の心停止で出現する可能性があり，多くの場合，II型またはIII型で認められます．心機能低下による労作時息切れ，易疲労感は，持続的な徐脈による総心拍数の低下によって生じると考えられ，一般にI型に認められます．

表1 洞不全症候群のルーベンスタイン病型分類

I型：持続性洞徐脈
原因不明の心拍数50拍/分以下の持続性洞徐脈
II型：洞停止・洞房ブロック
洞停止：洞結節自動能の停止状態．突然P波が欠損する
洞房ブロック：洞結節の刺激生成は停止していないが，洞結節から心房への興奮伝導（進出）が障害されている状態．欠損時のPP間隔は，先行するPP間隔の整数倍の延長を認める
III型：徐脈頻脈症候群
発作性心房細動，心房粗動，心房頻拍などの上室頻拍の停止時に伴う洞性興奮回復の遅延．心房の頻回興奮が洞結節にoverdrive suppressionを引き起こした現象である

(Rubenstein JJ et al：Circulation **46**：5, 1972)

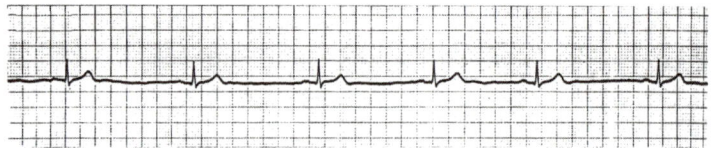

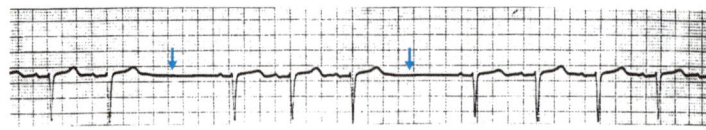

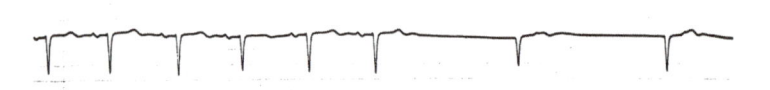

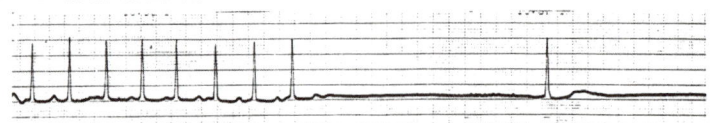

図1　洞不全症候群の心電図
A：Ⅰ型（持続性洞徐脈）．P波出現頻度が持続的に低い．
B：Ⅱ型（洞房ブロック）．心拍欠落（矢印）を挟むPP間隔が他の整数倍．
C：Ⅱ型（洞停止）．P波と心拍（QRS-T波）の欠損（図後半は接合部性調律）．
D：Ⅲ型（徐脈頻脈症候群）．心房細動停止後にP波出現が遅延（図は接合部性補充収縮）．
わが国ではルーベンスタインの病型分類（表1参照）が広く用いられている．Ⅰ型は持続性洞徐脈，Ⅱ型は一過性の心拍欠損，Ⅲ型は心房頻拍停止後の洞調律出現が遅延する．心停止時間が3〜5秒以上に及ぶと意識消失などの脳虚血症状が出現する可能性がある．

b　EPSで知りたいこと

- EPSでは，①洞結節の自動興奮能と②洞房伝導能を評価することができますが，これらはペースメーカ適応を迷う症例の補助的情報となります．臨床例の実際的評価においては，③ペースメーカモードを決定するための房室伝導能評価，④アブレーションなどで根治可能な合併不整脈の否定，⑤冠動脈造影や左室造影による基礎心疾患の診断などを併せて行うべきです．

- EPSでは通常，overdrive suppression（高頻度駆動抑制）による洞結節回復時間を測定します．これは，臨床的にはⅢ型の頻拍停止後の洞調律回復遅延の再現を目的としたものです．

2 具体的なEPSの方法について教えてください

a 薬理学的自律神経遮断

- 洞結節は多くの自律神経分布を受けており，その機能は自律神経緊張に強く影響されます．自律神経の影響を排除するためには，アトロピン（0.04 mg/kg）とプロプラノロール（0.2 mg/kg）の経静脈投与を行い，各々迷走神経と交感神経の影響を遮断します．これを薬理学的自律神経遮断（pharmacological autonomic blockade：PAB）と呼びます．

- PAB下の心拍数は，自律神経の影響が排除された心拍数であり，内因性心拍数（intrinsic heart rate：IHR）と呼ばれます．IHRの基準値は118.1 －（年齢×0.57）/分で求められ，95%信頼限界は16拍/分です．Joseらは，IHRが年齢補正値よりも14～18%下回っている場合を異常としています．

b overdrive suppression test（高頻度駆動抑制試験）

- 自動興奮能を有する心筋細胞は，自己の調律よりも多い頻度で刺激（overdrive）されると，刺激直後の自動能回復が遅延します．これをoverdrive suppression（高頻度駆動抑制）といいます（図1）．

- 洞結節近傍に留置した電極カテーテルから，洞調律より高い頻度で固定周期長刺激を30～60秒間加え，その後の自己調律出現を観察します．刺激前の洞調律周期長を計測するため，刺激開始直前に5拍以上安定した洞調律を記録します．刺激周期長は一般に667 msec（90拍/分）から300 msec（200拍/分）まで，10拍/分相当分ずつ順次短縮します．

1）洞結節回復時間（SNRT）

- 頻回刺激の停止後，最終刺激から洞結節興奮が出現するまでの時間を洞結節回復時間（sinus node recovery time：SNRT）と呼びます（図1）．異なる周期長で刺激する一連のプロトコールのなかで，最長のSNRTをその症例のSNRTとします．

- SNRTの基準値は1,500 msec以下であり，これ以上の延長を認めた場合は，洞結節の自動能の異常を疑います．SNRTは一般に，overdriveの刺激周期長が短い（刺激頻度が高い）ほど延長しやすいとされています．

2）二次性洞停止

- 頻回刺激後の洞調律回復の遅延は，通常1拍目が最長（定義上のSNRT）ですが，2拍目以降の洞調律出現がSNRTより遅延する場合があり，これを二次性洞停止

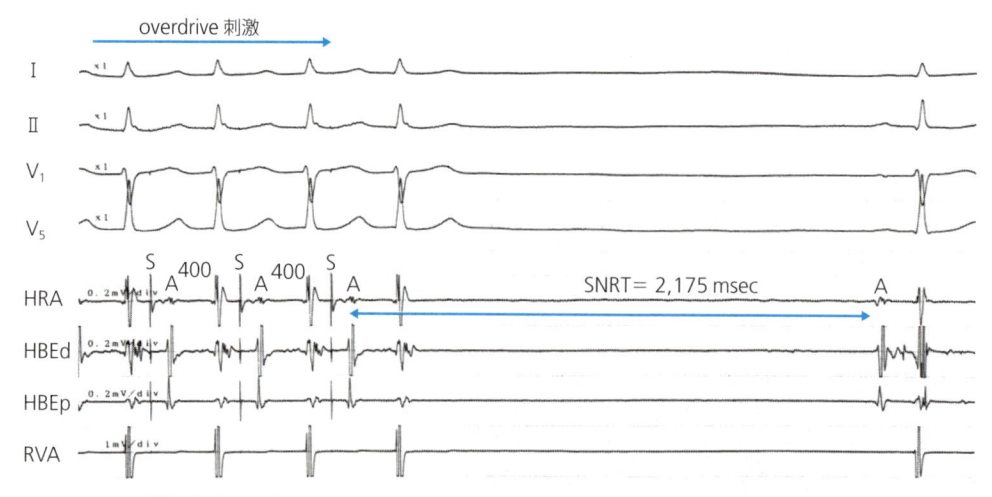

刺激開始前の洞結節興奮周期長が740 msecの場合，CSNRT＝2175－740＝1,435 msecとなる

図1　overdrive suppression test（高頻度駆動抑制試験）

洞結節興奮周期長より短い固定周期長で心房刺激を加えると洞結節興奮が抑制されるが，刺激停止後は洞調律興奮が回復する．最終刺激による心房波から最初の洞調律興奮出現までの時間を洞結節回復時間（SNRT）と呼ぶ．自動能は生理的にも抑制を受けるが，洞結節自動能に異常を有する症例ではSNRTが異常に延長する．
また，刺激開始前の洞調律興奮周期長でSNRTを補正した数値を修正洞結節回復時間（CSRNT）と呼ぶ．
Ⅰ，Ⅱ，V₁，V₅：体表面心電図誘導，HRA：高位右房，HBEd：ヒス束電位記録部遠位，HBEp：ヒス束電位記録部近位，RVA：右室心尖部，S：刺激，A：心房波

（secondary pause）と呼びます．基準値などはありませんが，これも洞結節自動興奮能異常を示唆する所見です．

3）修正洞結節回復時間（CSNRT）

- SNRTから，刺激開始前の洞調律周期長を減じた値を修正洞結節回復時間（corrected sinus node recovery time：CSNRT）と呼びます（図1）．これは，頻回刺激によって洞調律の固有周期長が延長する程度を示す値で，SNRTより指標としての特異度が高いとされ，その基準値は550 msec以下です．
- 表1に，諸家によるSNRTとCSNRTの基準値の報告をまとめました．概ねSNRTは1.5秒以上，CSNRTは500〜680 msec以上の延長で異常と判定されます．

c　洞房伝導時間（SACT）

- 洞結節で興奮が生成されてから，それが心房に出現するまでの時間を洞房伝導時間（sinoatrial conduction time：SACT）と呼びます．通常の電位記録では洞

表1　SNRTとCSNRTの基準値

報告者	SNRT（msec）	CSNRT（msec）
Narula		＜525
Kulbertus	＜1,600	＜680
Mandel	＜1.3×洞周期長＋101	
Rosen	＜1,400	
Delius	＜1,400	＜525
Breithardt	＜1,400	＜508
Alboni		＜354
Josephson		＜550

[Josephson ME：Sinus node function. Clinical Cardiac Electrophysiology, 3rd ed, Josephson ME et al（eds）, Lippincott Williams & Wilkins, Philadelphia, p68-91, 2002]

結節での興奮生成時相が判定できないため，心房刺激による洞結節のリセット現象を利用して評価します．

- 単発早期刺激に対する洞調律興奮の反応を利用してSACTを評価する方法をStrauss法と呼びます．図2に，単発心房期外刺激（A_2）に対する洞調律興奮の反応パターンを示しました

- A_1はA_2に先行する洞調律興奮，A_3はA_2に引き続く洞調律興奮を示しています．A_1A_2の連結期が長い場合，A_2は洞結節から進出してくる興奮と衝突し，洞結節をリセットできません．したがってA_1A_3間隔は一定であり，A_2A_3はA_1A_2の短縮に応じて延長します．これをzone I（代償期，collision phase）と呼びます．

- A_2が洞結節に進入できる程度にA_1A_2が短縮すると，A_2による洞結節のリセットが起こります．リセットされた洞結節は固有興奮周期長の後にA_3を出力します．これをzone II（リセット期，reset phase）と呼びます．このリセット期におけるA_2A_3は一定となります．

- A_1A_2がさらに短縮すると，A_2は逆行性洞房伝導系の不応期に遭遇し，洞結節に影響を与えなくなります．この際，A_2刺激は間入刺激となり，$A_1A_3 = A_1A_1$となります．これをzone III（間入期，interpolation phase）と呼びます．

- A_1A_2をさらに短縮すると，A_2刺激が洞結節内にリエントリーを誘発し，より早期のA_3を出現させることがあり（$A_1A_3 < A_1A_1$），これをzone IV（エコー期，sinus node echo phase）と呼びます．

- このうち，zone IIにおけるA_2A_3は洞結節固有周期長を反映していますが，A_2の洞結節への進入時間とA_3の洞結節からの進出時間の分だけ，洞結節固有調律より長いです．進入時間（逆行性SACT）と進出時間（順行性SACT）が同一で

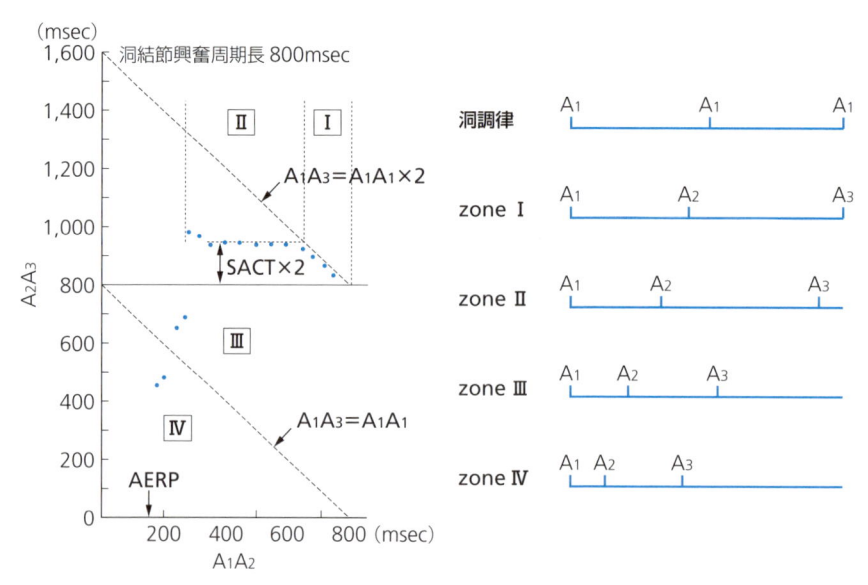

図2 心房単発早期刺激に対する洞結節の反応様式と洞房伝導時間（SACT）

心房単発早期刺激（A_2）の連結期（A_1A_2）が長いと，A_2は洞結節に進入できず，A_2A_3はA_2が早期になるのに応じて延長する（zone I）．A_1A_2が短くなるとA_2は洞結節興奮をリセットし，A_3は洞結節の固有興奮周期長後に出現するようになり，A_2A_3が一定となる（zone II）．A_1A_2がさらに短縮すると，A_2が洞調律興奮に間入するzone III，A_2が洞結節内リエントリーによるエコーを引き起こすzone IVを呈する．zone IIにおけるA_2A_3は（刺激の洞結節への進入時間）＋（洞結節固有興奮周期長）＋［興奮の心房への進出時間（SACT）］であり，進入時間とSACTが同一であると仮定すれば，$A_2A_3 - A_1A_1 =$ SACT$\times 2$となり，SACTが算出できる．
AERP：atrial effective refractory period（心房有効不応期）

あると仮定すれば，SACTは［$(A_2A_3) - (A_1A_1)$］÷2として算出されます（図2）．

- 固定周期長刺激後のSNRTを利用してSACTを評価する方法をNarula法と呼びます．Strauss法が単発早期刺激の洞結節への進入の偶発性に影響を受けやすいのに対し，Narula法は刺激の洞結節興奮を定常化できることから，評価の再現性が高いとされますが，固定周期長を短くすると洞結節のoverdrive suppressionによりSNRTが延長し，SACTを過大評価する可能性があります．一般に，先行する洞調律心拍数より10拍/分多い心拍数で8発の連続刺激を行い，その後のSNRTと先行洞調律心拍周期長の差からSACTを算出します．SACTは［(SNRT) － (洞調律周期長)］÷2として算出されます（図3）．

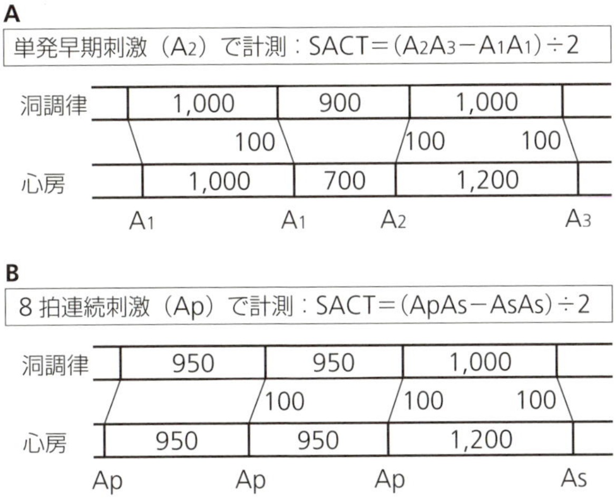

図3 心房刺激によるSACT評価法

A：Strauss法．心房単発早期刺激（A_2）のリセット期（図2）を利用してSACTを評価する方法で，SACTは（$A_2A_3-A_1A_1$）÷2として算出される．

B：Narula法．心房の固定周期長刺激（Ap）によりSACTを評価する方法で，SACTは（ApAs−AsAs）÷2として算出される．Narula法は，刺激の洞結節進入を定常化できるという意味で評価の再現性が高いが，短い刺激周期長を用いると洞結節自動能のoverdrive suppression（高頻度駆動抑制）を引き起こして，SACTを過大評価する可能性がある．

ケースで学ぶEPSの実践

洞不全症候群①

Case 1:
74歳女性

- **主訴**：発作性のめまい，眼前暗黒感．
- **既往歴**：5年前から，高血圧と高脂血症を指摘され，近医で加療中（アムロジピン5 mg/日，アトルバスタチン10 mg/日）．
- **現病歴**：加療中の近医で定期的に心電図チェックを受けていました．5年前から洞徐脈（45〜50拍/分）を指摘されていましたが，無症候でした．数ヵ月前から，急に眼前暗黒感が出現し，数秒で回復する発作を経験するようになりました．次第に頻度が増加するため，主治医に相談し，専門医へ紹介されました．

a　ホルター心電図とEPS所見

- **ホルター心電図**：総心拍数60,801拍/日，心拍数29〜76拍/分（平均43拍/分），2秒以上の心停止1,799回/日，最大RR間隔5.8秒（19時30分），心停止に一致してめまいの自覚あり．心拍欠損時はP波が欠如（図1）．
- **EPS**：
  ①洞結節自動能：max SNRT = 2,670 msec，max CSNRT = 1,310 msec［刺激周期（CL）= 316 msec］．
  ②洞房伝導能：SACT 160 msec［Strauss法；sinus CL 1,280 msec，刺激連結

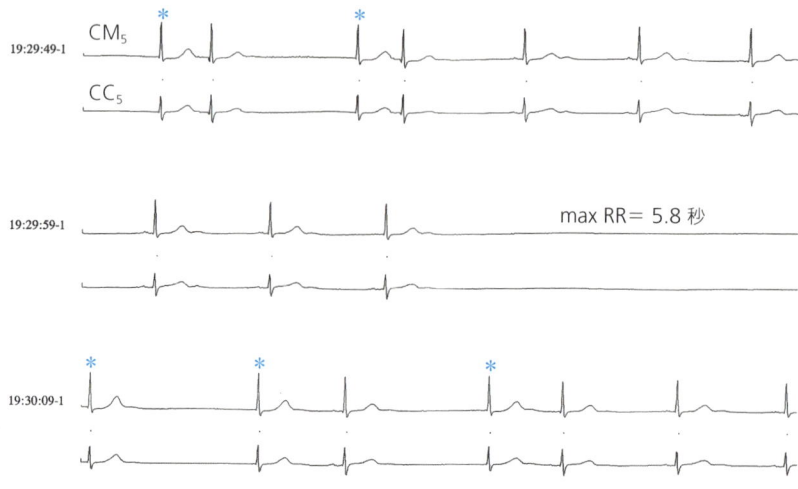

図1　ホルター心電図記録

覚醒時の記録で，P波消失に伴う心停止（最大5.8秒）を認めている．洞停止と考えられ，洞不全症候群による徐脈である．本症例では，これに伴って眼前暗黒感が認められた．
＊印の心拍にはP波が先行していないため，接合部性補充収縮と考えられる．
CM_5，CC_5：ホルター心電図記録誘導

期880 msec, 刺激心房波-洞調律心房波間隔1,600 msec；SACTについては VI-A-2「具体的なEPSの方法について教えてください」の図2（68ページ）参照].

③房室伝導能：AH時間 125 msec, HV時間 45 msec（44拍/分）, AVN-ERP 600/250 msec, Wenckebachポイント353 msec（170拍/分）, HVブロックなし.

b 検査方針と治療選択のポイント

- 本症例は，外来で比較的簡便に評価できる12誘導心電図とホルター心電図検査において，各々洞徐脈，洞停止による心拍欠損が確認されており，それに臨床的症候が一致することから，症候性の洞不全症候群（SSS）であることは明らかです．日本循環器学会の徐脈性ペースメーカ植込みガイドライン上のclass Ⅰに相当し，恒久的ペースメーカ植込みを勧めました．

- このような典型的な所見と症候を呈する症例では，ペースメーカ植込み適応の是非を決定する目的のためにEPSを実施する必要はありません．しかし，基礎疾患や随伴する電気生理学的異常を診断するために，心臓カテーテル検査とEPSは有用であり，本症例ではSSSのみが臨床的な問題であることが明らかとなりました．

ケースで学ぶEPSの実践

洞不全症候群②

Case 2：
64歳男性

- **主訴**：意識消失発作．
- **既往歴**：特記事項なし．
- **現病歴**：2ヵ月前，突然意識を消失してその場に倒れる発作を経験しました．倒れた後，ただちに意識は回復し，手足を動かしづらいなど神経学的異常を示唆する症候は認められませんでした．前日再び同様な発作を呈したため，来院しました．

a　ホルター心電図とEPS所見

- **ホルター心電図**：総心拍数94,582拍/日，心拍数42～146拍/分（平均66拍/分），2秒以上の心停止26回/日，最大RR間隔2.2秒（13時9分），一致した症候なし．単発性心室期外収縮526回/日，心房期外収縮1,266回/日，short runあり．

- **EPS**：
  ①洞結節自動能：max SNRT 2,175 msec，max CSNRT 1,435 msec［刺激CL 400 msec；SNRTとCSNRTについてはⅥ-A-2「具体的なEPSの方法について教えてください」の図1（66ページ）参照］．
  ②洞房伝導能：SACT 140 msec（Strauss法；sinus CL 700 msec，刺激連結期380 msec，刺激心房波-洞調律心房波間隔980 msec；図1）．
  ③房室伝導能：AH時間115 msec，HV時間40 msec（60拍/分），AVN-ERP 600/270 msec，Wenckebachポイント333 msec（180拍/分），HVブロックなし．

b　検査方針と治療選択のポイント

- 本症例は，原因不明の繰り返す意識消失発作を呈した症例であり，徐脈性不整脈以外に，頻拍，冠攣縮，てんかん，一過性脳虚血発作，迷走神経緊張性失神，代謝性意識消失などを除外する必要がありました．

- 循環器系疾患としても，head-up tilt試験による迷走神経緊張性失神の除外を行い，心臓カテーテル検査ではアセチルコリンによる冠攣縮誘発試験によって冠攣縮を除外しました．

- 電気生理学的には，徐脈のほか，心室頻拍（VT）および心室細動（VF）を考慮する必要がありますが，ブルガダ症候群やQT延長症候群に特徴的な心電図異常は認められず，また標準的なVT/VF誘発試験であるプログラム刺激法（右室内2ヵ所における2周期長の2連早期刺激）で頻拍は誘発されず，頻拍も否定的で

VI章
検査と治療の実際

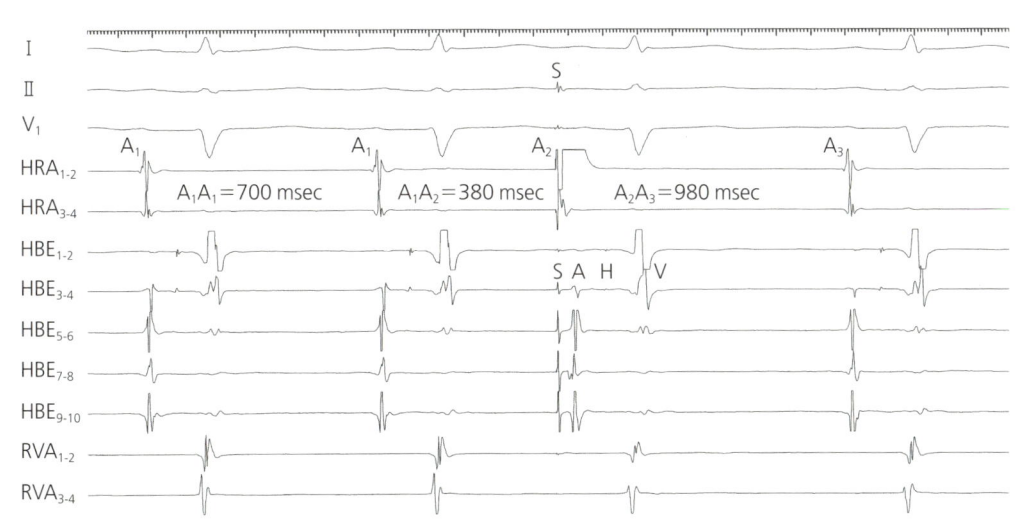

図1 Strauss法によるSACT評価

SACT×2 = $A_2A_3 - A_1A_1$ = 980 − 700 = 280 msec

洞結節周期長（A_1A_1）700 msec に単発早期刺激（A_2）を加え，その後の洞結節興奮（A_3）からSACTを評価している．
早期刺激連結期は380 msecで，$A_1A_2 + A_2A_3$ = 1,360 msec が A_1A_1×2（1,400 msec）より短いことから，A_3 がリセットされた洞結節興奮であることが確認できる．
洞結節への興奮進入と洞房伝導時間が同一であると仮定すると，SACT×2 は $A_2A_3 - A_1A_1$ として算出される．本症例のSACTは140 msecであり，中等度の延長が認められることから，洞房伝導の障害を疑う．
Ⅰ, Ⅱ, V_1：体表面心電図誘導, HRA：高位右房, HBE：ヒス束電位記録部, RVA：右室心尖部, S：刺激, A：心房波, H：ヒス束電位, V：心室波

した．洞結節機能の評価においては，顕著なSNRTおよびCSNRTの延長より洞結節自動能の異常，またSACTの延長より洞房伝導能の異常が疑われ，他の異常が認められないことも併せて，SSSが本症例の失神の原因と考えられました．

B 房室ブロック

1 房室ブロックについて教えてください

- 房室ブロックは，心房から心室への伝導が遅延するか，間欠的あるいは完全に途絶する状態です．その程度によってⅠ～Ⅲ度に分類されます．Ⅱ度房室ブロックはさらに，①type Ⅰ（Wenckebach型），②type Ⅱ（MobitzⅡ型），③2：1房室ブロック，④2：1よりも伝導比の悪い房室ブロックの高度房室ブロック，に分類されます．
- 表1に，房室ブロックをきたし得る主な原因疾患を示します．加齢に伴う線維化が関与すると考えられる特発性のものが最も多いとされています．二次性のなかには，アミロイドーシスやサルコイドーシスなどの進行性の疾患も含まれます．
- 房室ブロックに対するペースメーカ植込みに際しては，これらの基礎心疾患も重要な判断基準になるばかりか，ペースメーカ植込み後も基礎疾患によって予後が規定される可能性もあり，基礎疾患の同定が重要です．

表1 房室ブロックの主な原因疾患

1. 特発性（加齢に伴う心筋細胞の変性・線維化）
2. 二次性
    虚血性心疾患
    弁膜症
    心筋炎
    心筋症
    高血圧
    膠原病
    ライム病
    筋緊張性ジストロフィ
    アミロイドーシス
    サルコイドーシス
3. その他
    薬剤性
    先天性心疾患
    心臓手術術後

図1　I度房室ブロック
PQ間隔は0.28秒と延長しているが，P波の後にはQRS波形が出現し，1：1の房室伝導が保たれている．

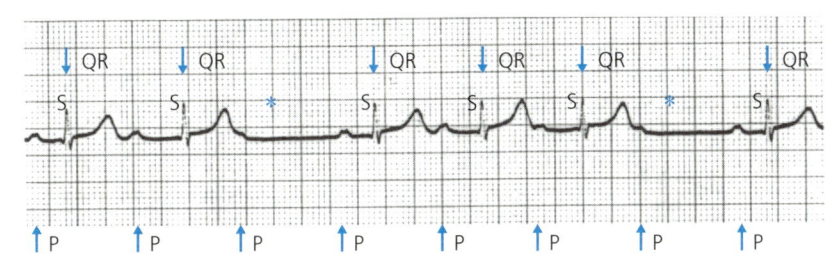

図2　II度房室ブロック（Wenckebach型）
PQ間隔が1拍ごとに延長し，＊の場所でP波に引き続くQRS波形が脱落し，房室ブロックとなっている．その直後のP波は，房室結節を伝導しQRS波形が出現して，PQ間隔もQRS波形が欠落する直前のPQ間隔と比較すると短縮している．

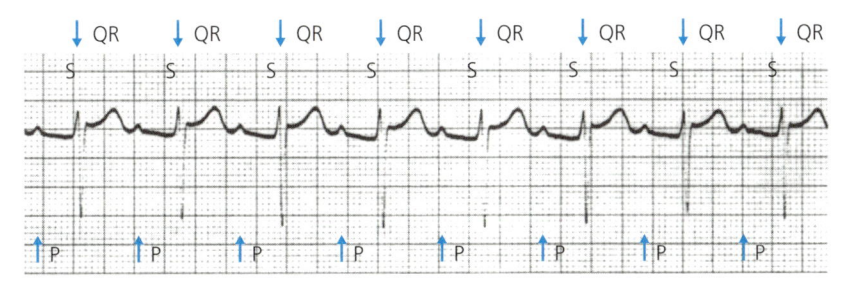

a　I度房室ブロック

- I度房室ブロック（図1）では，心房刺激の心室への伝導遅延により，PQ間隔の延長をきたします．PR間隔は，P波の開始からQ波またはR波の開始までで計測され，0.2秒以上に延長しているとI度房室ブロックと診断されます．そのほとんどは，副交感神経緊張によって房室結節内で生じる機能的な伝導遅延です．

b　II度房室ブロック

- II度房室ブロックは，心房から心室への伝導が間欠的に欠落している（P波の後にQRS波が続かない）もので4つに分けられます．

1）Wenckebach型

- Wenckebach型のII度房室ブロック（図2）では，心房刺激の心室への伝導が欠落するまで，房室伝導の遅延が徐々に増加します．欠落した調律の後，房室伝導は回復し，同様の過程を繰り返します．欠落するまでに要する間隔は，房室結節

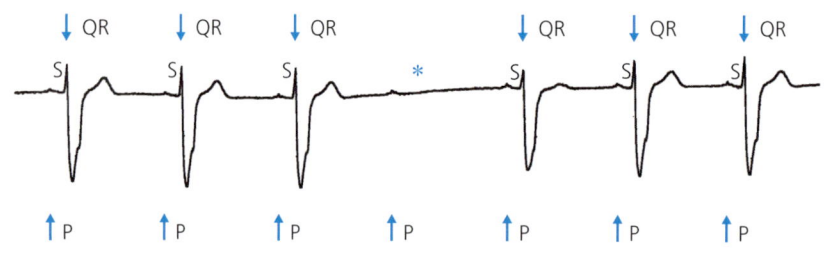

図3　Ⅱ度房室ブロック（Mobitz Ⅱ型）
P波に続いて，幅広いQRS波形が出現しているが，突然本来出現するべき＊の位置にQRS波形が欠落している．QRS波形の欠落後，再びP波に続いて幅広いQRS波形が出現し，房室伝導があるときのPQ間隔は一定である．

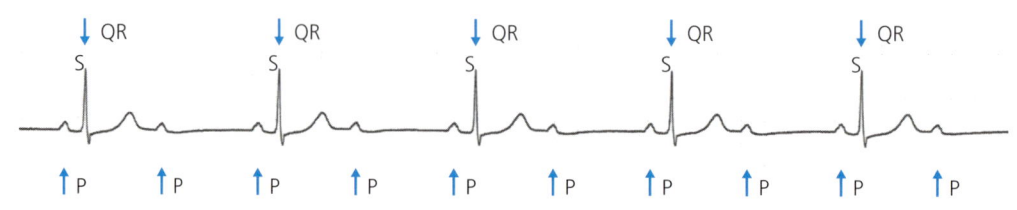

図4　Ⅱ度房室ブロック（2：1房室ブロック）
2つのP波に対してQRS波形は1つで，心房興奮が心室に伝導するときのPQ間隔は一定である．

　自体の伝導能や自律神経による修飾の影響を受けるため，個体差があり，また変動します．通常，房室結節の機能的伝導障害によりますが，副交感神経緊張が強く関与します．
- 房室結節伝導遅延は通常，Wenckebach周期の初期のほうが1拍ごとのPQ間隔の延長度が強く，Wenckebach周期が長くなると1拍ごとのPQ間隔の延長度は短くなり，隣り合う1拍同士ではその変化がわからない場合があります．したがって，Wenckebach型房室ブロックを確実に診断するためには，Wenckebach型房室ブロックを生じた前後の心電図のPQ間隔を比較します．

2）Mobitz Ⅱ型
- Mobitz Ⅱ型の房室ブロック（図3）は，心房刺激の心室への伝導がPR間隔の延長を伴わずに間欠的に欠落するもので，伝導している心拍のPR間隔は一定です．教科書では必ず説明されているが，Wenckebach型房室ブロックと比較すると頻度は低くなります．
- Ⅰ度およびWenckebach型房室ブロックとは対照的に，Mobitz Ⅱ型はヒス束または脚の伝導障害（房室結節より下のレベル）によることが多く，QRS幅は広くなります．

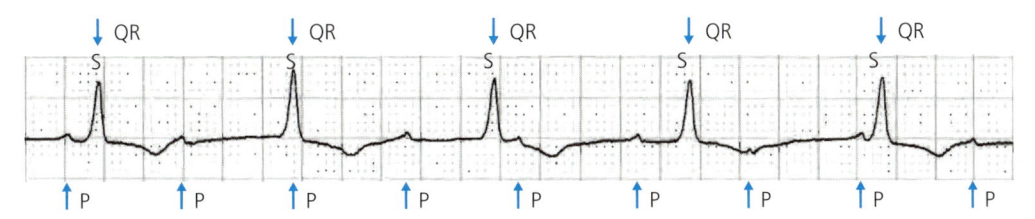

図5 Ⅲ度房室ブロック
P波は一定の間隔で出現しているが，心室を捕捉することはない．幅の広いQRS波形が，補充調律としてP波とは独立して出現している．

3) 2：1房室ブロック

- Wenckebach型かMobitz Ⅱ型の区別には，PQ間隔が徐々に延長してQRSが脱落するかを判断するために，最低3拍のP波とQRS波との関係を判読する必要があります．2：1房室ブロック（図4）では，2回のP波にQRS波が1回脱落するため，Wenckebach型かMobitz Ⅱ型か区別はできません．しかし，一般的に幅の狭いQRS波形ではWenckebach型のことが多く，幅が広いQRS波形では房室結節もしくはヒス束以下の障害が考えられます．

4) 高度房室ブロック

- 房室伝導比が2：1を下回るとき，たとえば3回のP波に対して1回房室結節を伝導してQRS波形が形成される場合は，高度房室ブロックと呼ばれます．ほとんどの高度房室ブロックは高度の徐脈を呈します．仮に洞周期が75拍/分であったとしても，心拍数は1/3の25拍/分となります．完全に伝導が途絶しているわけではないので，後述のⅢ度には分類されません．

c Ⅲ度房室ブロック

- Ⅲ度房室ブロック（または完全房室ブロックと呼ばれる；図5）は，心房から心室への伝導が完全に途絶した状態を指し，房室結節または房室結節以下の伝導障害によります．房室結節内に伝導障害の原因があれば，さらなる脚ブロックがないかぎり，補充調律が房室結節直下から出現することが多く，幅の狭いQRS波が出現します．
- 一方で房室結節よりも下位に伝導途絶があるときは，補充調律はたいてい左脚または右脚から出現します．これらの調律は遅い心室調律で，幅の広いQRS波を形成します．

ケースで学ぶEPSの実践

房室ブロック

Case 3:
69歳男性

- **現病歴**：電車に乗っているときに突然意識消失発作をきたし，隣にいた知人の呼びかけで意識を回復，救急外来を受診しました．受診時は意識清明で，失神時の前駆症状はまったくなかったとのことでした．半年前に1回，自宅で眼前暗黒感を自覚しており，その後も，月に1回はめまいを自覚していました．

a 心電図とEPS所見（図1）

- 心拍数47拍/分の正常洞調律，右脚ブロック左軸偏位．洞調律中の洞周期は1,050 msec，AH時間は78 msec，HV時間は52 msecでした．心房頻回刺激による洞結節回復時間は1.6秒と正常でした．右房から基本刺激周期600 msecで心房刺激を行ったところ1：1房室伝導が得られなかったため，1,000 msecで期外刺激を行ったところ連結期920 msecでHVブロックが確認されました．
- 連結期930 msecではヒス束領域のカテーテル電極から記録されるヒス束電位に続いて心室電位が記録され，体表面心電図のQRS波も確認できますが，連結期を920 msecに短縮するとヒス束電位に続く心室電位が消失し，体表面心電図のQRS波が欠如していることが確認されました（図2）．

b 検査方針と治療選択のポイント

- HVブロックと診断し，房室順次ペーシングが可能なDDDペースメーカを植込み，退院となりました．以降，外来経過観察となり，退院後はめまいや失神発作は認められなくなりました．

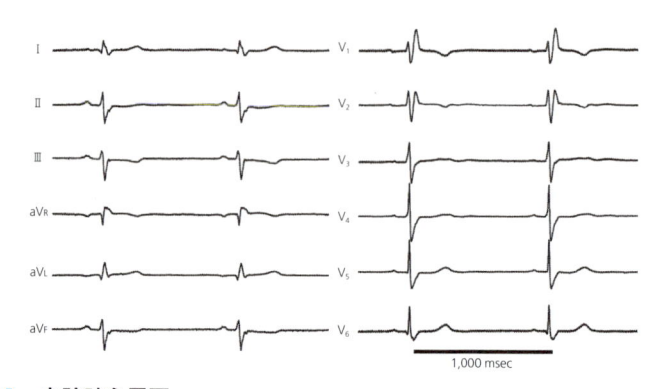

図1　来院時心電図
V₁誘導でQRS幅130 msecのrSRパターンの右脚ブロックが認められ，かつaVF誘導のQRS軸のベクトルが陰性で，左軸偏位を呈している．

Ⅵ章
検査と治療の実際

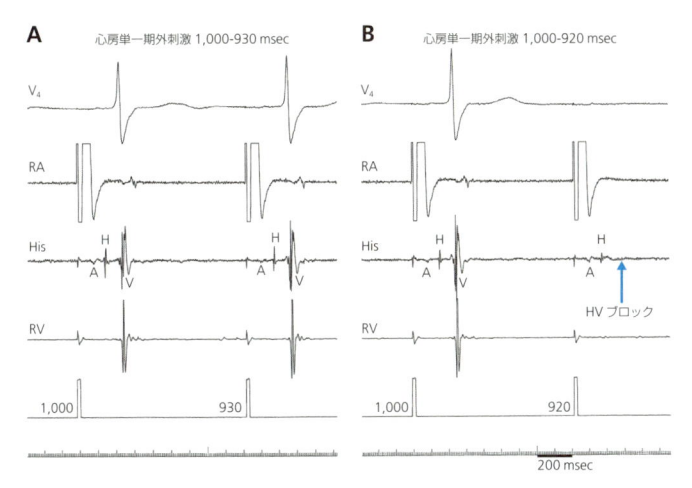

図2　心房単一期外刺激時の心内電位図

- 本症例では，比較的長い連結期での心房期外刺激でHVブロックを認めており，ヒス束以下の強い障害が疑われます．半年前からのめまいや失神発作は，一過性に完全房室ブロックをきたしたために生じたものと考えられました．特に房室ブロックの場合には，突然出現するブロックによって前駆症状なしに失神をきたすことがあります．
- 教科書的には，ヒス束電位に続き心室電位が記録されなければHVブロックと言われていますが，実際は必ずしもその記録は容易ではありません．もともとHVブロックをきたし得る症例はヒス束近傍の障害があることが多く，ヒス束電位の波高が小さく，洞調律中のヒス束電位を記録することすら難しいことがあります．
- Ⅲ度房室ブロックまたは高度房室ブロック（図3）では，心電図だけでペースメーカが必要となります．しかし症状がまったくないまま検査で偶発的に認められる例も考えられ，その際には必要な検査を行います．まず，問診で必要な事項を確認し，ホルター心電図やイベントレコーダなどで長時間の心電図を記録します．そして，運動負荷試験で房室伝導の評価を行います．有意な所見が得られなければEPSを行います．
- Ⅱ度房室ブロック（高度房室ブロックを除く）［図4］では，特に2：1房室ブロックやMobitz Ⅱ型において非侵襲的検査では有意な所見が得られない場合に，EPSが治療方針決定に重要になります．
- 精密検査を行ったとしても，ある一時点での検査結果のみからでは判断できないことがあるため，たとえ経過観察になったとしても定期的に検査を行い，経時的な変化を比較し，治療について適宜検討を加えていくことが大切です．

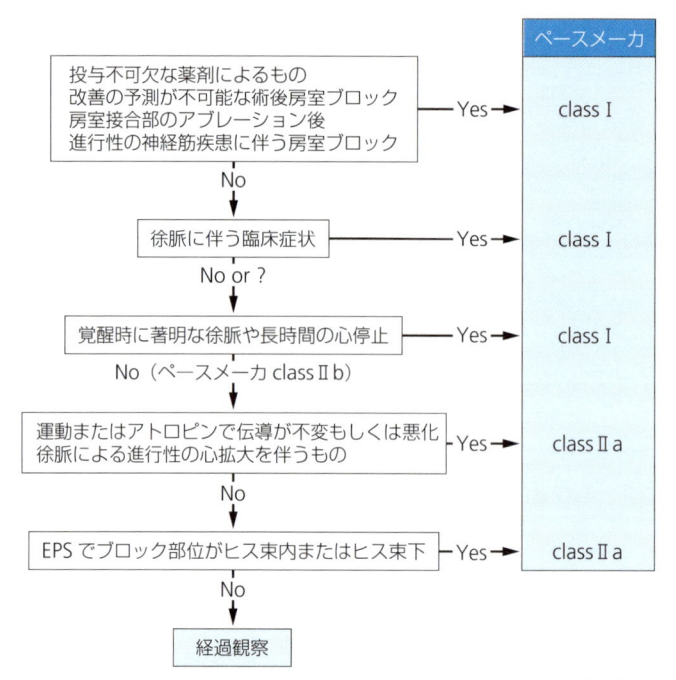

図3 ペースメーカの適応：Ⅲ度房室ブロックまたは高度房室ブロック

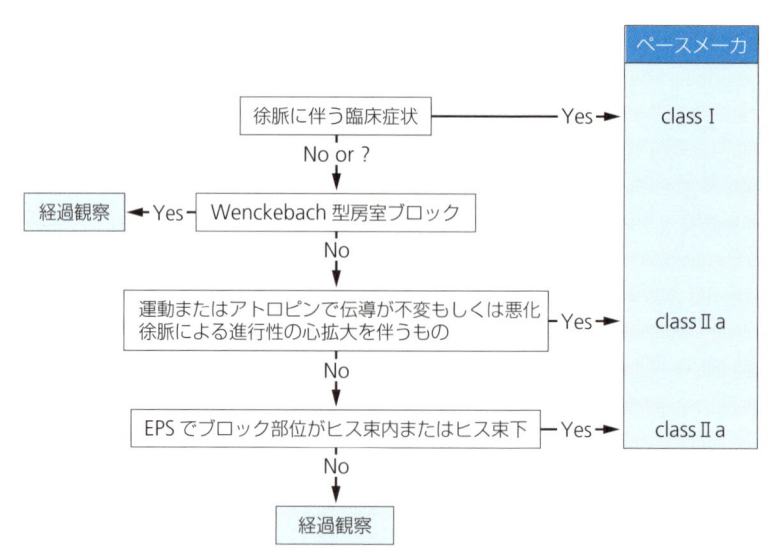

図4 ペースメーカの適応：Ⅱ度房室ブロック（高度房室ブロックを除く）

C 副伝導路の関与する発作性上室頻拍および特殊な副伝導路

1 副伝導路の関与する上室頻拍について教えてください

a どういう病態か

- 副伝導路とは，正規の房室伝導系の一部をバイパスする伝導路をいいます．提唱者に由来する名称が存在しますが，解剖学的名称を使って房室副伝導路，結節・心室副伝導路，束枝・心室副伝導路，心房・束枝副伝導路の各型に分類されます．その代表例が房室副伝導路であるケント束です．
- Wolff-Parkinson-White（WPW）症候群は，心電図上PR間隔＜0.12秒，デルタ波（＋），QRS幅＞0.12秒を呈し，その病態は房室副伝導路に由来します．このケント束の興奮伝播様式は，房室結節伝導のような減衰伝導特性を有さず，期外刺激において伝導遅延をきたすことなく突然伝導ブロックとなることです（all or none）．
- 房室リエントリー性頻拍（AVRT）のうち，副伝導路を逆行し，房室結節を順行するリエントリー性頻拍を順方向性房室リエントリー性頻拍（orthodromic AVRT）と呼びます．
- 房室結節を順行するので，通常は幅の狭いQRS波を伴った頻拍となります．顕性WPW症候群だけでなく，デルタ波が認められず副伝導路の逆行性伝導のみが存在する潜在性WPW症候群や，心電図上で時にデルタ波が出現する間欠性WPW症候群においても，この上室頻拍は生じます．
- もともと洞調律時にデルタ波によらない幅の広いQRSであった場合，もしくは心室内変行伝導を伴った場合には，orthodromic AVRTであってもwide QRS頻拍となります．
- 旋回方向が正反対のものを逆方向性房室リエントリー性頻拍（antidromic AVRT）といい，頻拍中興奮波が心房→心室に副伝導路を介して伝播するため，デルタ波の顕著なwide QRS頻拍となります．このタイプの頻拍は比較的まれです．

b EPSの実際

- 上室頻拍では，最初に房室逆行性伝導（室房伝導）の存在を確認します．イソプロテレノール負荷下でも室房伝導がみられなければ，通常，頻拍はAVRTや房室結節リエントリー性頻拍（atrioventricular nodal reentrant tachycardia：

AVNRT）でなく心房頻拍（atrial tachycardia：AT）と診断できます．
- 心室期外刺激を行い，室房伝導が減衰伝導特性を有するかを確認します．室房伝導が認められる場合は，頻拍中のものと，頻拍と同じ周期で行った心室ペーシング時室房伝導の心房内興奮順序を比較します．心室ペーシング時心房内興奮順序が頻拍時と同一であれば，最早期心房興奮部位がどこかを確認します．
- ヒス束部が最早期であれば，室房伝導は房室結節経由か右前中隔副伝導路経由の可能性を考えます．明らかな減衰伝導特性が確認されるのであれば，その室房伝導は房室結節経由である可能性が高くなります．頻拍が誘発されたら，頻拍中ヒス束の不応期に右室（心尖部，流出路など）から単発期外刺激を加えます．
- 通常，orthodromic AVRTでは，右室期外刺激は副伝導路を介して逆行性に伝導し，頻拍周期より早く心房を捕捉するリセット現象がみられます．一方でAVNRTでは房室結節に進入しないため頻拍周期は変化しないことから，両者を鑑別することが可能です．
- ただし，副伝導路でも左側壁から左前壁に局在する場合には，右室心尖部からのヒス束の不応期における心室刺激ではリセット現象が明らかでない場合が多いので注意を要します．右室心尖部から副伝導路までの距離が長いため，興奮伝播に時間がかかるためです．
- wide QRS頻拍である場合，頻拍周期より20〜40 msec短い周期で心室・心房から頻回刺激を行い，房室解離所見を確認し，心室頻拍を鑑別します．
- リエントリー性頻拍では一定の連結期で再現性をもって誘発されます．この連結期の幅をエコーゾーンといいます．たとえば基本周期600 msec，連結期440 msecから10 msecずつ連結期を短縮していく際に，300 msecから頻拍が誘発され240 msecまで頻拍誘発が可能で，230 msec以下で頻拍誘発不能となる場合，そのエコーゾーンは「300〜240 msecである」といいます．
- ケント束の局在は，左側であれば冠静脈内多極電極，右側であれば三尖弁輪部へ留置した多極電極の局所房室電位やヒス束部に留置された電極の局所房室電位などから推察されます．

VI章
検査と治療の実際

ケースで学ぶEPSの実践
副伝導路を介する上室頻拍①

Case 4：
64歳男性

- 図1に洞調律時12誘導心電図を示します．高度右軸偏位とV_1，V_2誘導のR波増高を認めます．
- 頻拍は周期320 msecのnarrow QRS波形を呈し（図2），心内電位興奮順序（図3）から順行性に房室結節を伝導し，逆行性にケント束を伝導していると判断されました．
- 図4左に示したように，右室心尖部からのペーシングでは心室電位と心房電位が最短となる冠静脈洞内における電位の鑑別が困難であったため，右室流出路から心室ペーシングを施行しました．すると図4右にある流出路ペーシングで，室房伝導はCS_{7-8}で最短であることが明らかとなり，頻拍時（図3）とほぼ同一パターンでした．電極カテーテルの留置部位は図5に示しています．
- CS_{7-8}付近をマッピングし，マッピングされた部位で心室電位と心房電位が重なりました．通電至適部位であるかの判断が困難である場合によく用いられる心房心室同時ペーシングを利用した方法を図6に示します．最初の2拍は心房心室同時ペーシング（500 msec間隔），後半の2拍は心室ペーシングのみとなっています．ヒス束と冠静脈洞の電位をみると明らかですが，最初の2拍（黒矢印）では心房電位が心室電位に重なって認められず，後半2拍の青矢印が示す小電位が心房電位と判断されます．同部位では通電開始後5.4秒で副伝導路は離断されました（図7）．

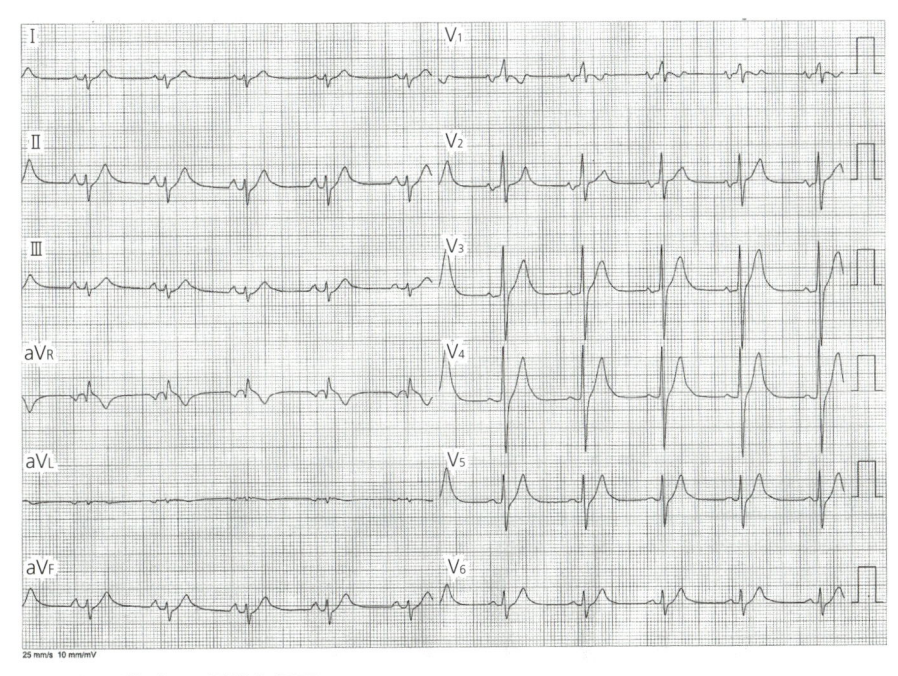

図1 洞調律時12誘導心電図
高度右軸偏位とV_1，V_2誘導のR波増高を認める．デルタ波を認めず，後にEPSで潜在性WPW症候群と診断された．

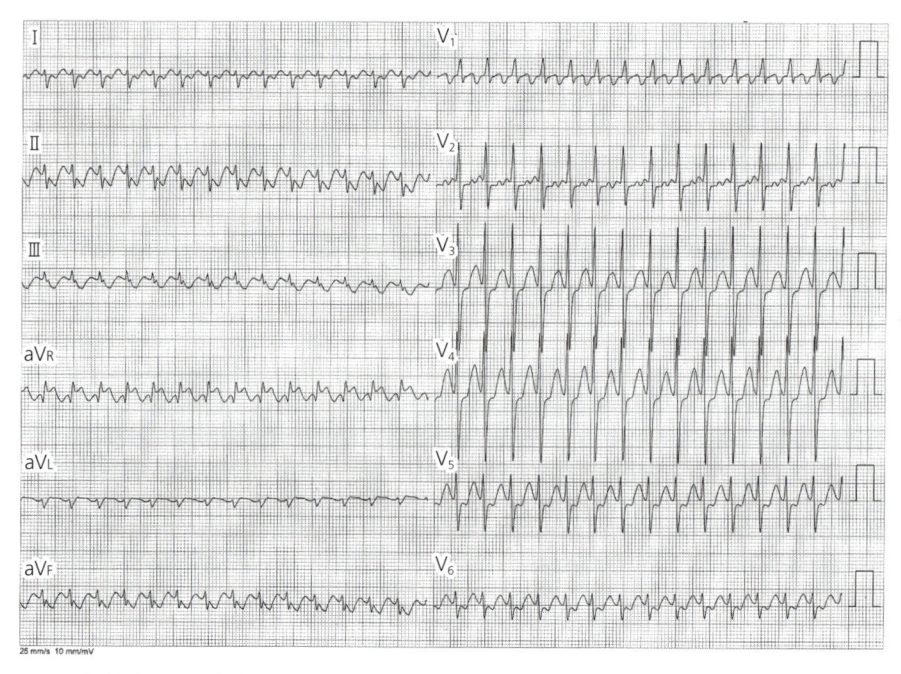

図2 頻拍時の12誘導心電図

周期320 msecのnarrow QRS頻拍を呈している．

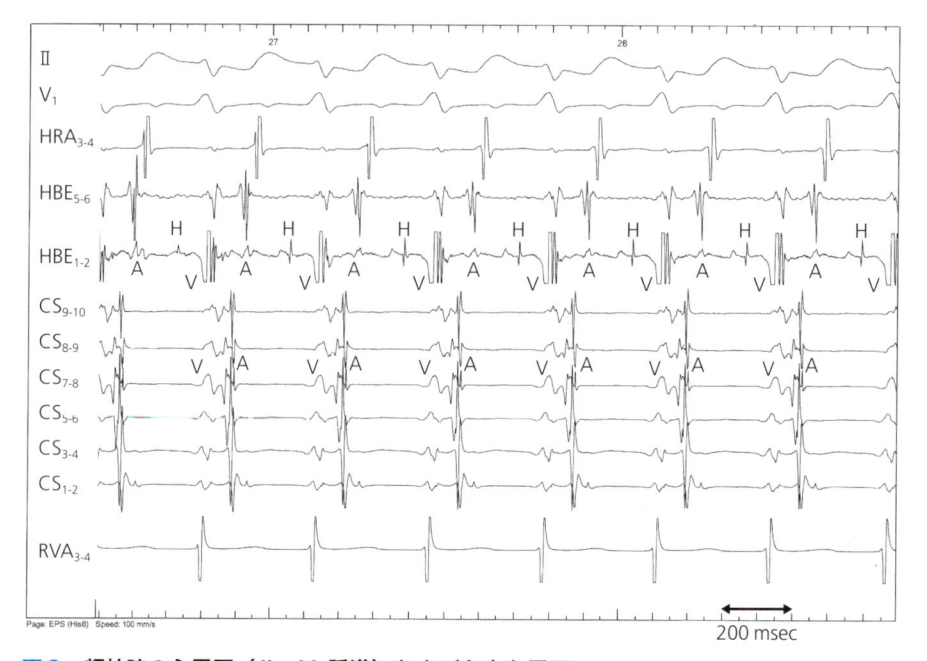

図3 頻拍時の心電図（Ⅱ，V₁誘導）および心内心電図

HRA：高位右房，HBE：ヒス束電位，CS：冠静脈洞，RVA：右室心尖部，V：心室電位，A：心房電位，H：ヒス束電位

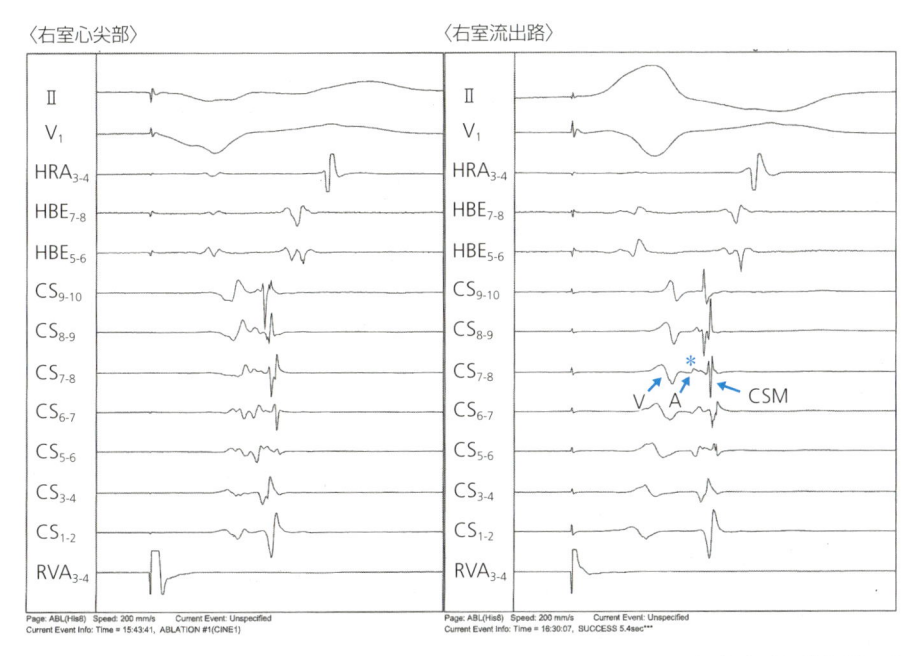

図4 右室ペーシング時の心電図（II，V₁誘導）および心内心電図での副伝導路逆行性伝導パターン

左側が右室心尖部，右側が右室流出路ペーシング時の心電図である．左図の右室心尖部ペーシングでは，心室（V）-左房（A）電位の最短部位が不明瞭であるが，右図の右室流出路ペーシングではCS₇₋₈で最短（＊）であることがわかり，頻拍時（図3）とほぼ同一パターンである．電極カテーテル留置部位は図5参照．
HRA：高位右房，HBE：ヒス束電位，CS：冠静脈洞，RVA：右室心尖部，CSM：冠静脈洞心節

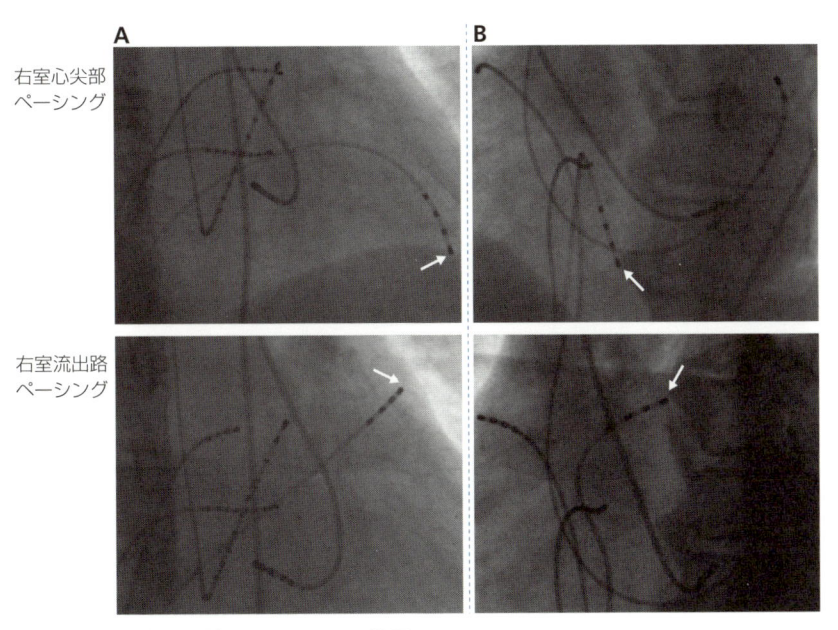

図5 アブレーション前の電極カテーテルの位置

A：右前斜位像，B：左前斜位像．矢印に右室におけるペーシング位置を示す．本症例では，右室流出路ペーシング（下段）で副伝導路局在部位の判定が容易となった．

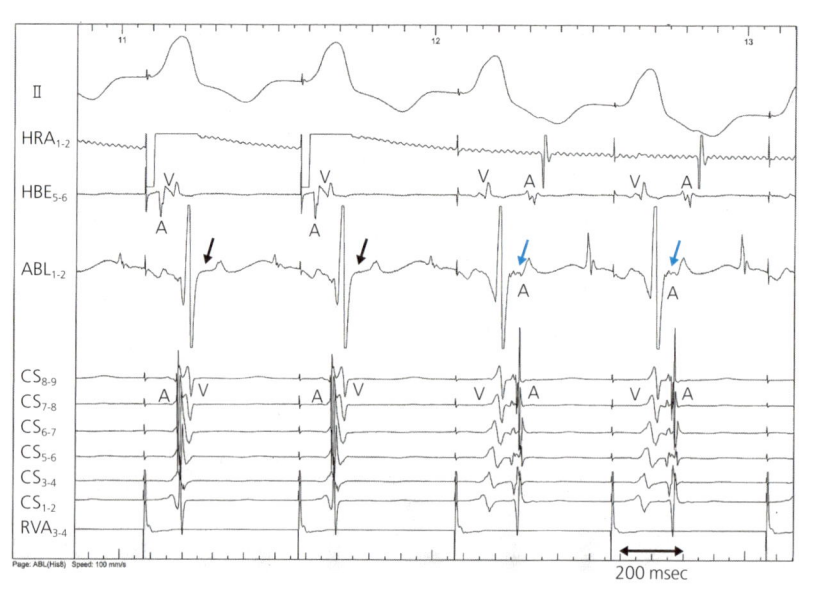

図6 副伝導路逆行性伝導の通電至適部位診断時の心電図（Ⅱ誘導）および心内心電図

最初の2拍は心房心室同時ペーシング（500 msec間隔），後半の2拍では心室ペーシングのみとしている．ヒス束（HBE），冠静脈洞（CS）電位をみると明らかであるが，最初の2拍（黒矢印）では心房電位が心室電位に重なって認められず，後半2拍の青矢印が示す小電位が心房電位と判断される．
HRA：高位右房，HBE：ヒス束電位，ABL$_{1-2}$：アブレーションカテーテル先端電位，CS：冠静脈洞，RVA：右室心尖部，A：心房電位，V：心室電位

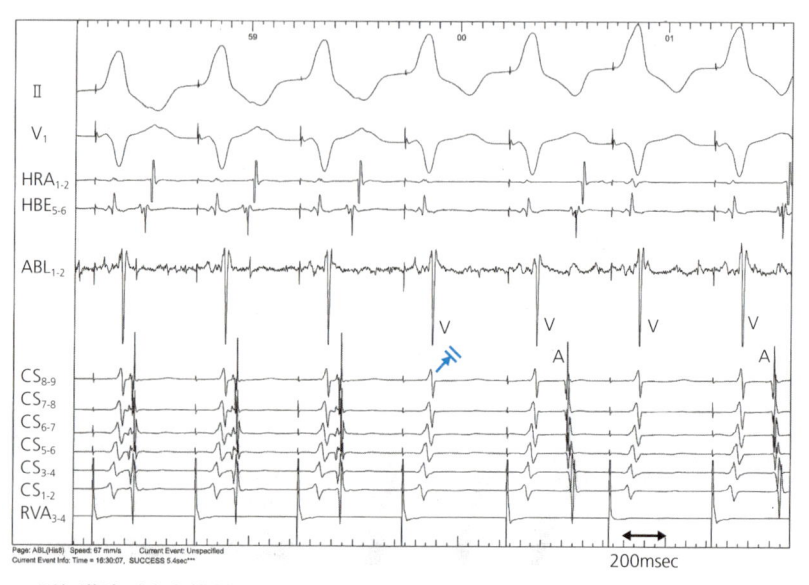

図7 副伝導路が完全離断された際の心電図（Ⅱ，V$_1$誘導）および心内心電図

図6で示された部位で，通電開始後5.4秒で副伝導路は離断された．以後30分間の経過観察，およびいかなる誘発法でも再発を認めなかった．

Ⅵ章
検査と治療の実際

ケースで学ぶEPSの実践
副伝導路を介する上室頻拍②

Case 5：
12歳女性

- 図1に本症例の洞調律時12誘導心電図を示します．PR短縮，QRS延長，デルタ波を認め，WPW症候群と診断されました．図2の頻拍時12誘導心電図では，周期400 msecのnarrow QRS頻拍であり，Ⅰ，V₁，V₂誘導でQRS直後に逆行性P波（図中の＊）を認めていました．
- EPSで頻拍中の期外刺激により頻拍周期が短縮している所見（図3）から，頻拍の房室逆行性伝導は副伝導路を介していると判断されました．

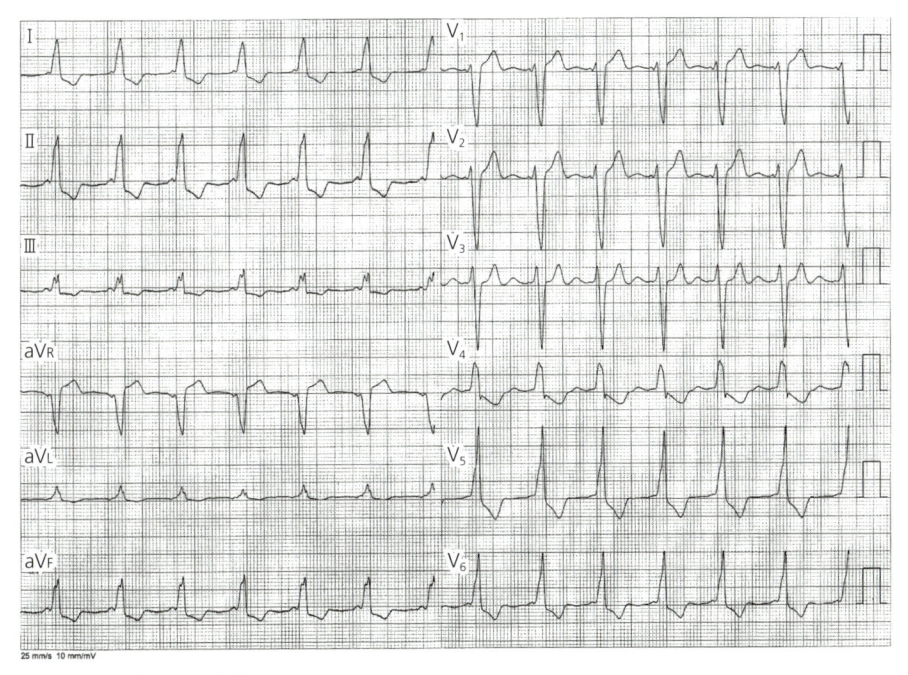

図1　洞調律時12誘導心電図
PR短縮，QRS延長，デルタ波を認め，V₁誘導でrSパターンがみられ，WPW症候群と判断される．

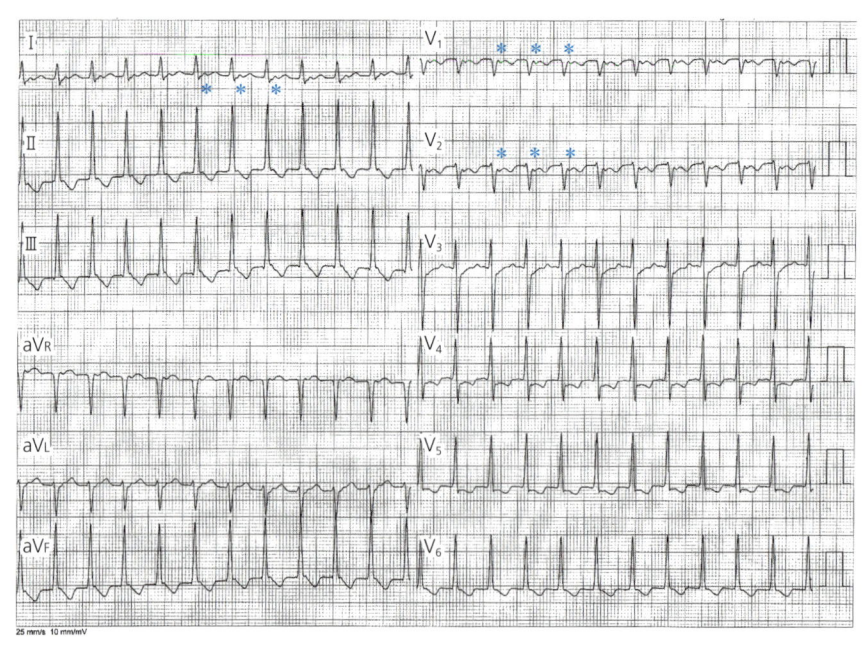

図2 頻拍時の12誘導心電図

周期400 msecのnarrow QRS頻拍を呈している．I，V₁，V₂誘導でQRS直後に逆行性P波（＊）を認める．

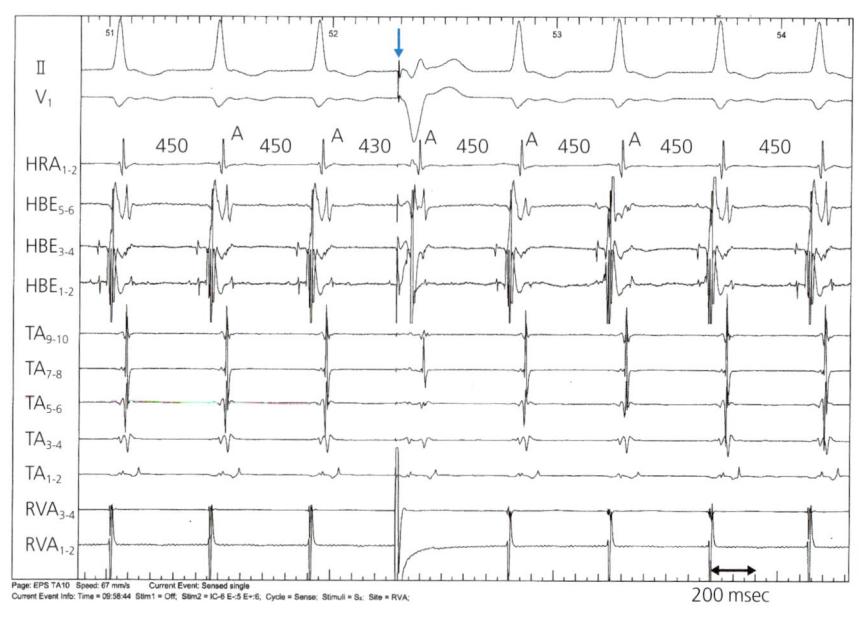

図3 頻拍中に右室心尖部からヒス束部不応期のタイミングで単発期外刺激を入れた際の心電図（II，V₁誘導）および心内心電図

心室期外刺激により，そのスパイク（青矢印）を挟んだAA間隔は頻拍中より短縮している．本所見から，頻拍の室房伝導は副伝導路を介していると判断される．
HRA：高位右房，HBE：ヒス束電位，TA：三尖弁輪部電位，RVA：右室心尖部，A：心房電位

2 特殊な副伝導路について教えてください

a 減衰伝導特性を有する副伝導路
a-1 slowケント束

- 伝導時間の長い副伝導路（いわゆるslowケント束）には，逆伝導のみ可能な潜在性のものが多く，永続性接合部回帰性頻拍（permanent form of junctional reciprocating tachycardia：PJRT）と呼ばれる上室頻拍を生じます．
- この特殊な頻拍は，当初房室接合部におけるリエントリー性頻拍と考えられ，このように命名されましたが，1978年にその本体は減衰伝導特性を有する潜在性副伝導路を介する房室リエントリー性頻拍（AVRT）であることが報告されました．slowケント束は伝導時間の長い減衰伝導特性を有する副伝導路で，その局在は後中隔（冠静脈洞入口部付近）が多いとされています．

1）症例

- 図1に頻拍時心電図を示します．下壁誘導で陰性P波が認められ，P波はRR間隔中間よりも後方に存在しており，long RP' tachycardiaを呈しています．

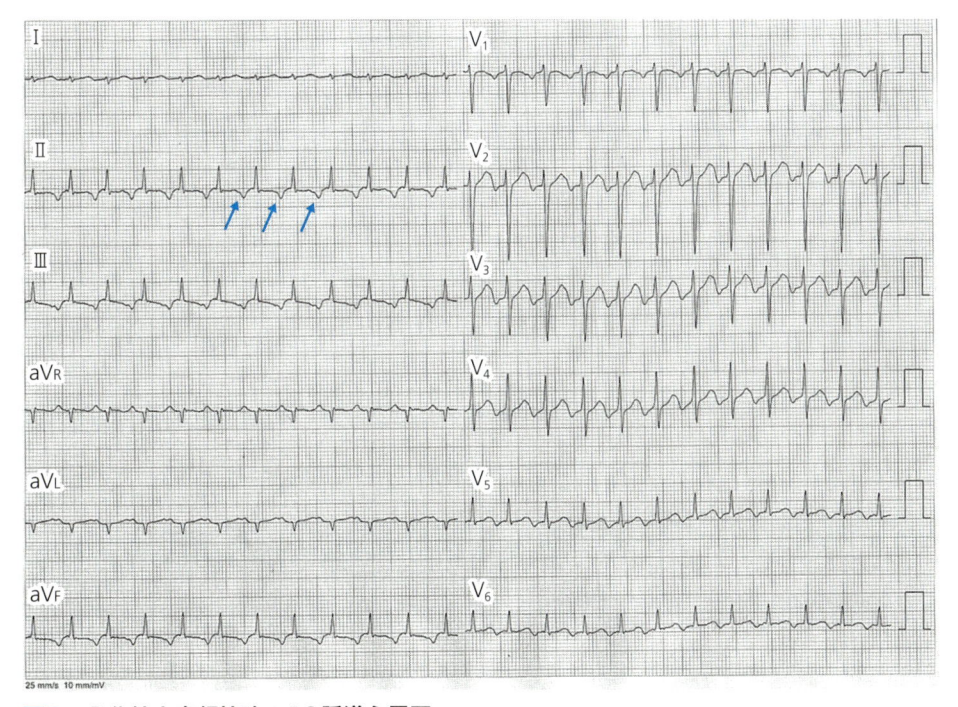

図1　発作性上室頻拍時の12誘導心電図

矢印に示すように下壁誘導で陰性P波が認められ，P波はRR周期後半にある．すなわちlong RP' tachycardiaを呈している．

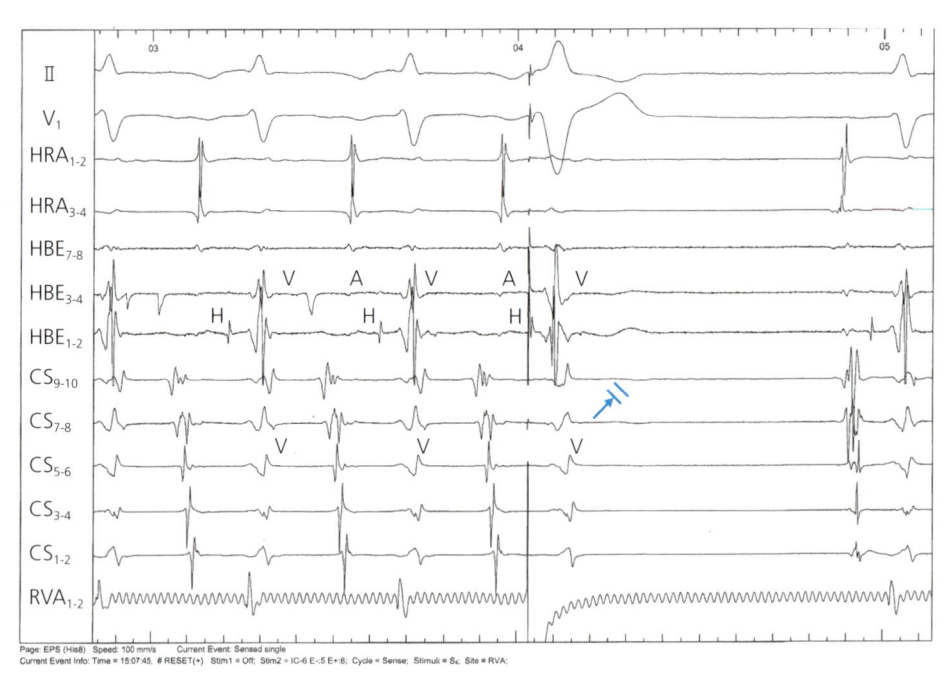

図2 頻拍時ヒス束不応期に右室より単発期外刺激を入れた際のⅡ, V₁誘導と心内心電図

心房捕捉することなくVA間で頻拍が停止した．すなわち頻拍の室房伝導は，房室結節経由でなく，減衰伝導特性を持つ副伝導路（slowケント束）と診断された．本所見をもって頻拍が永続性接合部回帰性頻拍（PJRT）と診断できる．
HRA：高位右房，HBE（H）：ヒス束電位，CS：冠静脈洞，RVA：右室心尖部，V：心室電位，A：心房電位

- アブレーション前EPSでは，右室からの期外刺激時に連結期を20 msecずつ短縮していくと，500×6－340 msecでは刺激-心房電位（CS₅₋₆）間隔は304 msec，500×6－300 msecで336 msec，500×6－260 msecで376 msecと明らかに延長していきました．本所見から室房伝導が減衰伝導特性を有していると判断されました．
- 頻拍時ヒス束不応期に右室より単発期外刺激を入れたところ，心房捕捉することなくVA間で頻拍が停止しました（図2）．すなわち頻拍の室房伝導は房室結節経由でなく，減衰伝導特性をもつ副伝導路（slowケント束）と診断されました．本所見をもって頻拍がPJRTであると診断し，どの心房電位よりも先行する三尖弁輪後壁やや中隔側でのアブレーションにより，VA間で頻拍は停止し，以後誘発不能となりました．

a-2 マハイム線維
1）心房・束枝副伝導路
- 右房より起こり，三尖弁輪部を超え，右脚遠位部に進入する副伝導路で，減衰伝導能を有します．近年，この心房・束枝副伝導路をマハイム線維と呼び，結節・心室副伝導路，束枝・心室副伝導路を古典的マハイム線維と呼ぶ傾向にあります．
- 1982年に行われた外科手術によりその存在が示唆され，1994年，心房・束枝副伝導路電位を指標としたカテーテルアブレーション多数例の成功報告により，確立した疾患単位です．
- Ⅰ度房室ブロックがなければ体表面心電図はほぼ正常で，洞調律時のAH間隔，HV間隔は正常です．心房ペーシング時，デルタ波は顕在化し（刺激-デルタ波間隔漸増；図3），AH間隔は延長，HV間隔は短縮します．
- 三尖弁輪部（側壁）のマッピングにより，図4のようにヒス束電位に似た副伝導路電位が記録可能です．心房・束枝副伝導路は通常順行性のみ伝導可能で，心室→房室結節→心房→副伝導路と刺激が伝播し旋回することで，左脚ブロック型wide QRS頻拍が持続します（図4B）．

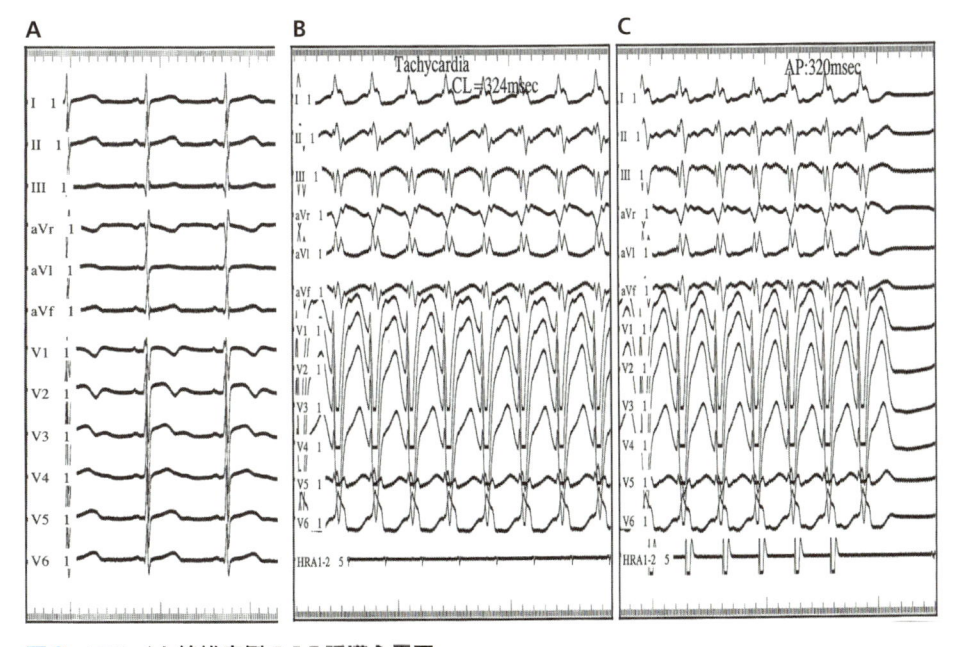

図3　マハイム線維症例の12誘導心電図
安静時心電図（A）ではデルタ波を認めず，発作時（B）は左脚ブロック型wide QRS頻拍であった．また，頻拍と同一周期で心房ペーシング（C）を加えると，同様の左脚ブロック型wide QRS波形が得られた．
（浅川哲也ほか：臨床心臓電気生理 27：201-209, 2004）

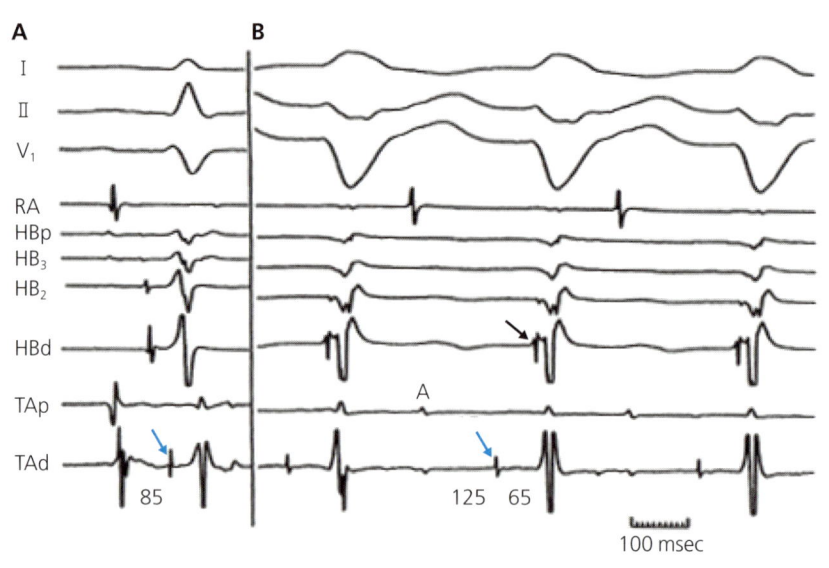

図4　心房・束枝副伝導路電位

A：洞調律時にデルタ波はみられず，ヒス束電位図上のHV間隔は正常である．三尖弁輪上（TAd）で，心房電位と心室電位の間に副伝導路電位（AP；矢印）が記録されている．

B：左脚ブロック型のwide QRS頻拍であるが，副伝導路では心房-AP間隔が延長し，A図と異なりヒス束電位図上のヒス束電位（retro H；黒矢印）はAP（青矢印）に遅れて出現しており，逆伝導性に興奮したものと解釈される．

(McClelland JH et al：Circulation 89：2655-2666, 1994)

2) 結節・心室副伝導路，束枝・心室副伝導路

- 結節・心室副伝導路，束枝・心室副伝導路に由来する早期興奮症候群として，古典的マハイム線維と呼ばれる傾向にあります．
- **結節・心室副伝導路**：房室結節より分岐し，心室筋に進入する副伝導路です．ヒス束心電図上は，正常のAH間隔，短縮したHV間隔を呈します．副伝導路が房室結節のどこに付くかで，体表面心電図のPR間隔，QRS波形は異なります．すなわち房室結節の上部より分岐すれば，心電図パターンはPR＜0.12秒，デルタ波（＋），QRS幅＞0.12秒となり，いわゆるケント束によるWPW症候群に似ることになります．
- 結節・心室副伝導路では，心房ペーシング時には，デルタ波が顕在化し，QRS波幅は広くなり，AH間隔延長，HV間隔短縮がみられます．一方，ヒス束ペーシングによりQRS波形は正常化します．これらの電気生理学的特徴は，前述した心房・束枝副伝導路と類似します．
- **束枝・心室副伝導路**：本副伝導路は，ヒス束あるいは脚と心室筋とを連結するものですが，まれとされています．バイパスされるヒス-プルキンエ系線維内の伝導

速度が速いため，この副伝導路を伝播することで得られる心室早期興奮の程度は小さく，体表面心電図ではQRS波の始まりにみられるスラーが認められるだけです．

b Lown-Ganong-Levine（LGL）症候群

- LGL症候群とは，心電図上PR間隔の短縮（＜0.12秒）および正常QRSを示し頻脈性不整脈を合併する症候群をまとめて報告した3人の名を連ねた疾患です．この症候群は以後，略してLGL症候群と呼ばれるようになりました．

- その診断基準は，①洞調律時のAH間隔が60 msec以下であること，②200拍/分以上の心房ペーシングに対しても1：1の房室伝導が存在すること，③その際のAH間隔の延長の程度は100 msec以下であること，です．しかし，自律神経の影響を受けやすい房室結節では，交感神経の緊張によってAH間隔の短縮が認められるため，この機能亢進は異常な現象でなく，正常な機能分布の上限とみなすべきであるという意見もあります．

D　房室結節リエントリー性頻拍

1 房室結節リエントリー性頻拍について教えてください

- 房室結節リエントリー性頻拍（atrioventricular nodal reentrant tachycardia：AVNRT）は房室結節およびその周辺をリエントリー回路とする頻拍で，発作性上室頻拍のなかでも，副伝導路を介する房室リエントリー性頻拍とならび最も高頻度に遭遇する頻拍の一つです．AVNRTは一般に，その約90％を占める「通常型（slow-fast型）」と頻度のまれな「稀有型（fast-slow型）」とに分類されます．
- 通常型AVNRTは頻拍中のPR（AH）間隔がRP（HA）間隔よりも長いタイプ，稀有型AVNRTは頻拍中のRP（HA）間隔がPR（AH）間隔よりも長いタイプとそれぞれ定義されます．最近ではさらに，slow-slow型AVNRTという新しいタイプも分類に加えられました．
- AVNRTのリエントリー回路を形成する伝導路が房室結節二重伝導路です．二重伝導路の研究は，電気生理学的手法を用いて伝導時間と不応期の異なる2つの房室結節伝導路（α路，β路）が明らかにされたことより始まりました．これらの伝導路は実際の解剖学的所見に基づいて定義されたものではなく，機能的な観点より定義された伝導路です．
- α路の伝導速度はβ路のそれに比べて遅く，不応期は短いという特徴をもち，α路は遅伝導路（slow pathway），β路は速伝導路（fast pathway）と呼ばれます．機能的観点より定義されたこれらの伝導路の解剖学は，房室結節領域の複雑な構造・構築のゆえに，今日においても不明な点が多く残されています．
- AVNRTのリエントリー回路は，当初は6 mm×3 mm×1 mm程度の大きさの房室結節（compact AV node）内部に限局するものと考えられていましたが，その後のアブレーション治療の成績などに基づき，現在では，リエントリー回路は房室結節内に限局するのではなく，その一部に傍結節心房筋（peri-AV nodal atrial tissue）を含んでいるとする説（図1）が有力となっています．
- EPSの実施方法は，副伝導路を有する上室頻拍の場合とほぼ同様です．

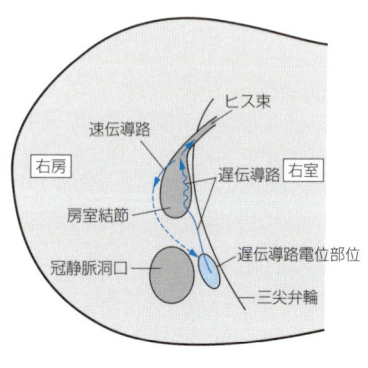

図1　房室結節リエントリー性頻拍（AVNRT）のリエントリー回路の模式図
(Jackman WM et al：N Engl J Med **327**：313-318, 1992 より改変)

2 房室結節リエントリー性頻拍の典型例を教えてください

- 図1, 2は最も典型的なタイプのslow-fast型AVNRTの一例(70歳女性)です. 図1は高位右房から単発期外刺激法(S_1S_2法)を行った際の心内心電図の記録を示し, 図2はS_1S_2法によって作成した房室伝導曲線を示しています.

- 図1において, 8発の心房基本刺激(S_1)を行った後に単発の期外刺激(早期刺激)が与えられています. 期外刺激(S_2)のインパルスは, その早期性に依存して房室結節をゆっくり伝導し, 長いPR(AH)時間を示します. 期外刺激のインパルスが速伝導路の不応期に遭遇してその伝導がブロックされ, かつ十分な伝導遅延をもって遅伝導路を伝わるとリエントリー発生の条件がみたされ, slow-fast型AVNRTが誘発されます.

- 図1において, 基本周期は550 msec, S_1刺激によるAH時間は70 msecです. 連結期330 msecにおいて, S_2刺激のインパルスは120 msecのAH時間で, 速伝導路を伝導しています(速伝導路の相対不応期における伝導; 図1A). 連結期をさらに10 msec短縮させると, 速伝導路は絶対不応期となり, インパルス

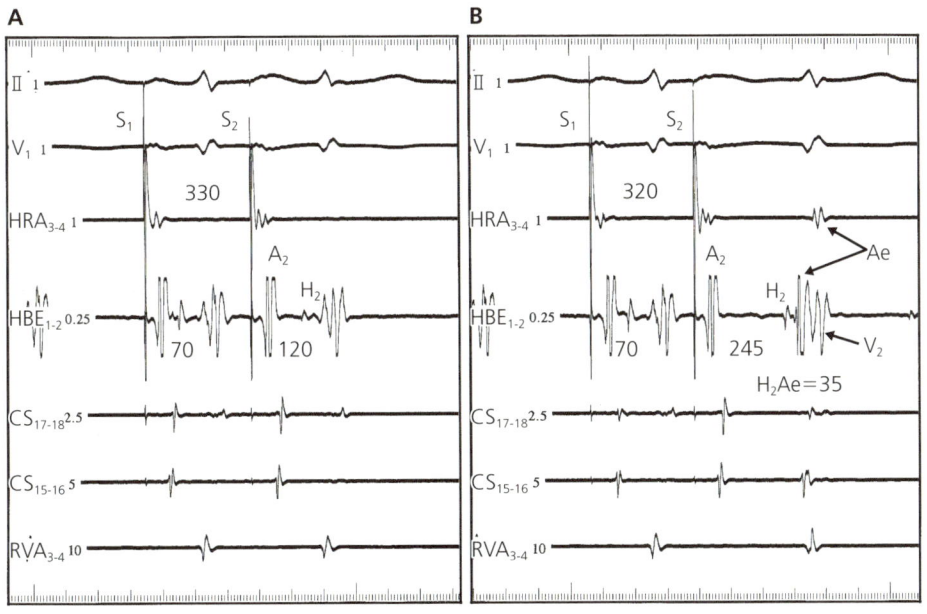

図1 高位右房からの単発期外刺激法施行時のslow-fast型AVNRTの誘発

A: S_1S_2 = 330 msec, B: S_1S_2 = 320 msec
70歳女性. 基本周期(550 msec)は省略されている. 詳細は本文を参照.
HRA_{3-4}: 高位右房(近位電極), HBE_{1-2}: ヒス束電位図(遠位電極), CS (CS_{17-18}, CS_{15-16}): 冠静脈洞電位図, RVA_{3-4}: 右室心尖部(近位電極), S_1 (S_2): 基本(期外)刺激, A: 心房波, H: ヒス波, V: 心室波, Ae: 心房エコー

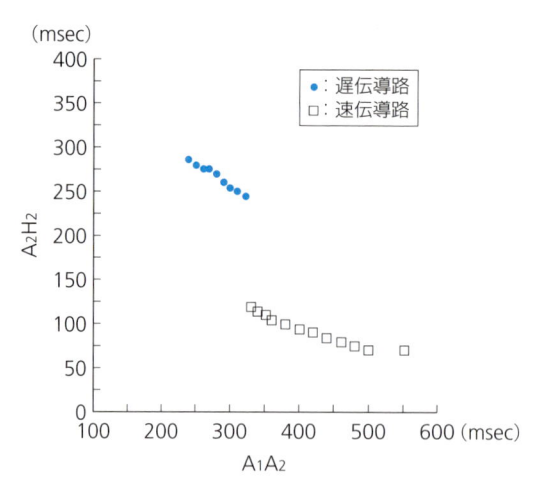

図2 房室伝導曲線（図1と同一症例）
横軸に連結期（A_1A_2），縦軸に房室結節伝導時間（A_2H_2）を示す．基本周期は550 msec．

は遅伝導路を下行します．このためAH時間は245 msecへと突然延長し（AH時間のjump-up現象），AVNRTが誘発されています［房室結節エコー（Ae）；図1B］．

- 本症例の房室伝導曲線（図2）では，330〜550 msecの連結期ではAH時間は短いですが，240〜320 msの連結期ではAH時間は著明に延長し，その結果として房室伝導曲線は不連続性の曲線となっています．前者の短いAH時間は速伝導路経由の伝導を，後者の長いAH時間は遅伝導路経由の伝導を反映するものです．心房期外刺激法において，連結期を10 msec短縮させたときに50 msec以上のAH時間の突然の延長（jump-up現象）がみられた場合に，房室結節二重伝導路（速伝導路と遅伝導路）が存在するものと定義されます．

3 まれなタイプの房室結節リエントリー性頻拍について教えてください

a 房室結節三重伝導路を有するAVNRT

- 心房期外刺激法を用いて作成した房室結節伝導曲線が2ヵ所で非連続性となり，3本の非連続性の伝導曲線が描かれる場合は房室結節三重伝導路と診断されます．房室結節三重伝導路の存在は，心室期外刺激法によっても証明されることがあります（逆行性三重伝導路）．
- 房室結節三重伝導路が，解剖学的に異なる独立した3本の伝導路を意味するのか，あるいは1本ないし2本の伝導路が異方向性伝導によって異なる伝導特性を示すために，一見3本の伝導路のごとくみえるかについては，十分にはわかっていません．
- 房室結節三重伝導路を有する場合，速伝導路（fast pathway）以外の（伝導時間の長い）2本の伝導路を"intermediate pathway + slow pathway"と呼びますが，"slow pathway + very slow pathway"と呼ぶ場合もあります．
- 房室結節三重伝導路が存在しても多種類のAVNRTが誘発されることはまれです．房室結節三重伝導路を有するAVNRTの頻拍周期は延長している（400～600 msec）ことが通常です．このため，頻拍中の心房プログラム刺激により心室二重応答（double ventricular response）を示すことがあります（図1）．

b 前中隔に遅伝導路を有するfast-slow型AVNRT

- fast-slow型AVNRTの最早期心房興奮部位は，一般に冠静脈洞入口部とされますが，3つのタイプ（posterior type，middle type，anterior type）が存在します（図2）．3つのタイプのうちではposterior typeが最も多く，anterior typeは比較的まれです．
- Ⅱ，Ⅲ，aV_F誘導の陰性P波は，posterior type（冠静脈洞入口部が最早期興奮）では深く，anterior type（ヒス束記録部位が最早期興奮）では浅いという特徴がみられます．anterior typeのfast-slow型AVNRTの遅伝導路は前中隔部位に存在すると考えられ，このためアブレーション治療にしばしば難渋します．

c 心室刺激によってのみ誘発されるslow-fast型AVNRT

- slow-fast型（通常型）AVNRTのほとんどは心房刺激法によって誘発されますが，心室刺激によって誘発されることもあります．きわめてまれに，心房刺激法では頻拍が誘発されず，心室刺激法によってのみ誘発されるslow-fast型AVNRTの存在が報告されています（図3）．

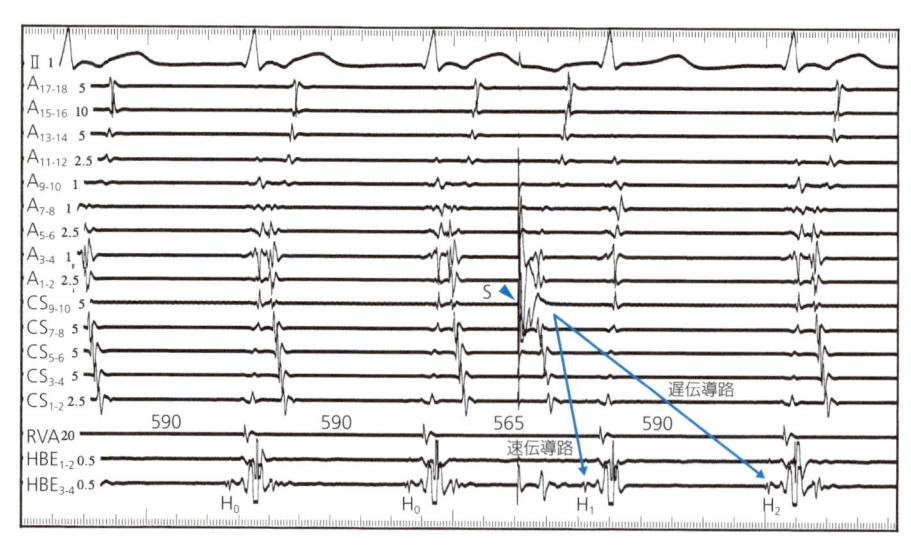

図1 頻拍中の心房プログラム刺激により誘発された心室二重応答（double ventricular response）

27歳女性．頻拍周期は590 msecと長い．心房刺激（S；矢頭）は刺激直後の頻拍周期を短縮している（590→565 msec）が，頻拍を停止させないことより，心室二重応答（房室結節二重伝導路を経由）と診断される．

A_{1-2}は，三尖弁輪周囲に置いた20極電極カテーテル（A_1→A_{20}）の先端双極電極により記録した電位図を示す．先端の4極（A_1～A_4）は冠静脈洞内に留置され，A_{3-4}電極が冠静脈洞入口部に位置している．頻拍の最早期心房波はA_{3-4}電極（冠静脈洞入口部）により記録され，ヒス束電位図（HBE）上の心房波に先行している．

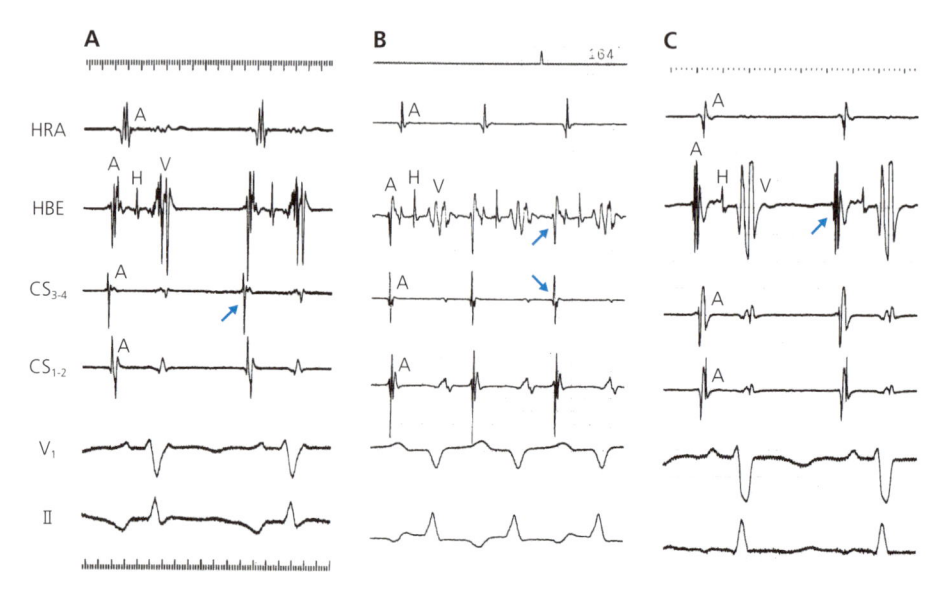

図2 頻拍中の心房興奮順序に基づくfast-slow型AVNRTのタイプ分類

A：posterior type．冠静脈洞入口部→ヒス束記録部位の興奮順序を示すタイプ．
B：middle type．ヒス束記録部位と冠静脈洞入口部の興奮がほぼ同時であるタイプ．
C：anterior type．ヒス束記録部位→冠静脈洞入口部の興奮順序を示すタイプ．
fast-slow型AVNRTは，頻拍中の心房興奮順序により3つのタイプ（posterior type, middle type, anterior type）に分類される．
(Nawata H et al：J Am Coll Cardiol **32**：1731-1740, 1998)

VI章
検査と治療の実際

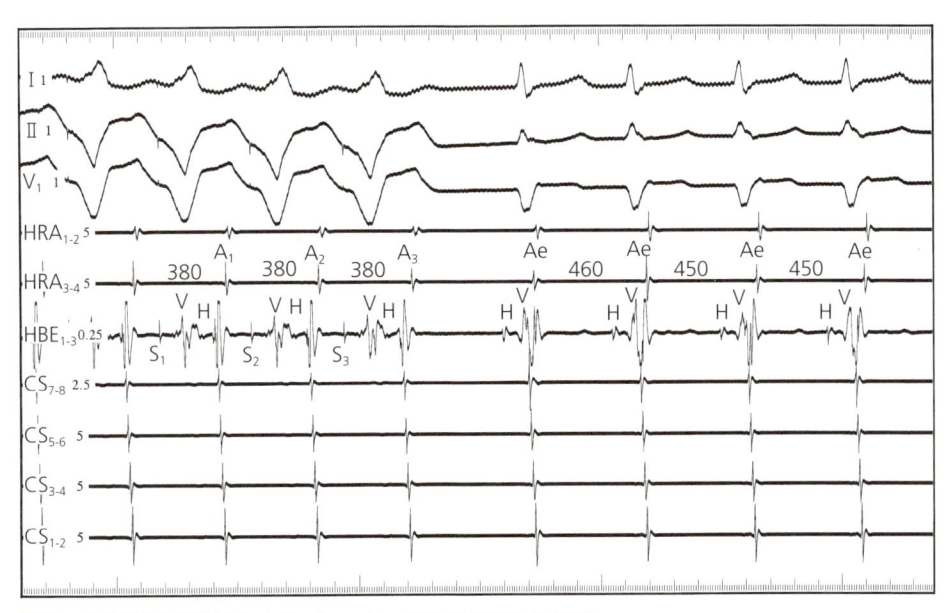

図3　心室頻回刺激法によるslow-fast型AVNRTの誘発

57歳男性．周期380 msecの心室頻回刺激の最後の3発（S₁，S₂，S₃）を示す．S₃刺激の後"V→A→V"興奮によりslow-fast型AVNRTが誘発されている．

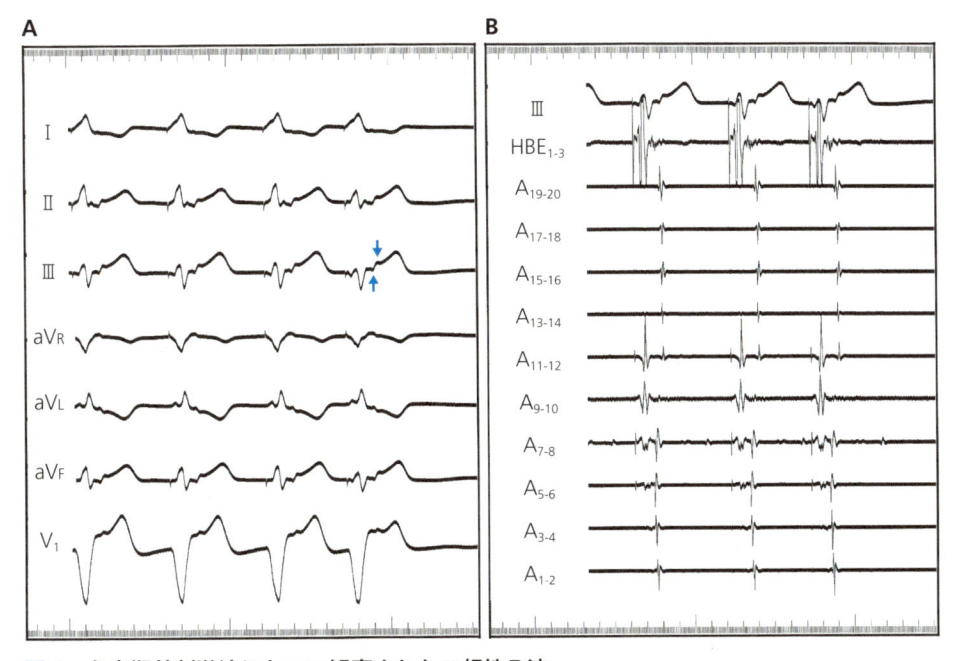

図4　心室期外刺激法において観察された二相性P波

A：体表面心電図，B：心内心電図
60歳男性．Ⅲ誘導の矢印が示すごとく，房室結節を逆伝導するインパルスによるP波は二相性（前半陰性/後半陽性）となっていることがわかる．
A₁₋₂は，三尖弁輪周囲においた20極電極カテーテル（A₁→A₂₀）の先端双極電極により記録した電位図を示す．先端の6極（A₁～A₆）は冠静脈洞内に留置され，A₅₋₆電極が冠静脈洞入口部に位置している．

d 偽性陽性P波を呈するslow-fast型AVNRT

- QRS波の直後に陽性P波を認めた場合には，AVNRTは否定的と考えられます．しかし，AVNRTがまれに陽性P波を示す場合があります（図4）．

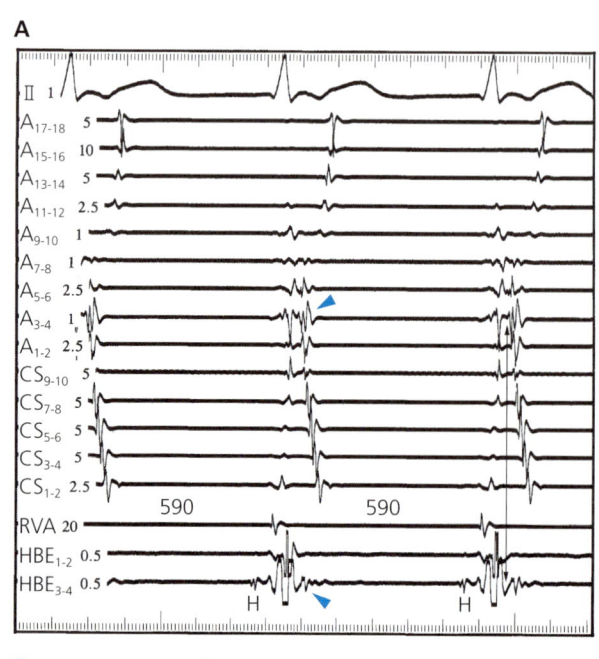

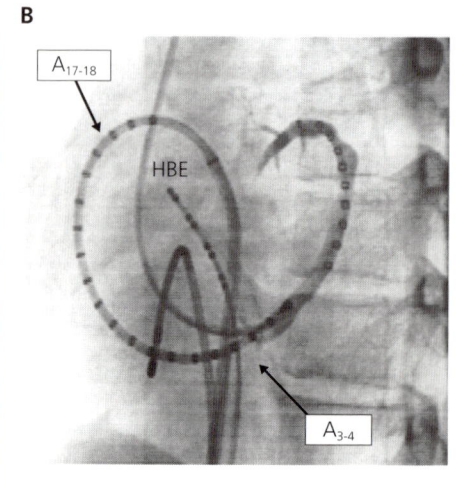

e slow-slow型AVNRT

- AVNRTは一般にslow-fast型とfast-slow型の2つのタイプのAVNRTに分類されてきましたが，2000年頃よりさらにslow-slow型AVNRTという新しい分類が加えられました．
- slow-slow型AVNRT中の最早期興奮部位は後中隔右房（冠静脈洞入口部）であり，順行性の遅伝導路と逆行性の遅伝導路はともに後中隔にあるとされます．slow-slow型AVNRTのHA時間は－30〜260 msecであり，きわめて短いHA時間を示す症例も存在します．
- slow-slow型AVNRT症例において，前中隔の速伝導路と後中隔の速伝導路の計2本の逆行路を有する症例も報告されています．slow-slow型AVNRTの一例を示します（図5）．ヒス束電位図におけるHA時間は150 msec（AH時間440

図5 slow-slow型AVNRT

A：頻拍時の心内心電図，B：EPS時の多極電極カテーテルの配置（左前斜位像）
図1と同一症例．冠静脈洞入口部（A₃₋₄）における心房波は，ヒス束電位図（HBE）における心房波よりも20 msec先行している（矢頭）．A₁₋₂は，三尖弁輪周囲においた20極電極カテーテル（A₁→A₂₀）の先端双極電極により記録した電位図を示す．先端の4極（A₁〜A₄）は冠静脈洞内に留置され，A₃₋₄電極が冠静脈洞入口部に位置している．

msec）であり，A_{3-4}電位図（冠静脈洞入口部）における HA 時間（130 msec）よりも長く（逆行路部位は後中隔），slow-slow 型 AVNRT と診断されます．本症例のアブレーション成功部位は，通常の slow-fast 型 AVNRT と同様に後中隔の遅伝導路部位でした．slow-slow 型 AVNRT の最早期興奮部位は通常冠静脈洞入口部（後中隔右房）ですが，まれに左房自由壁であることもあります．

f　left-variant タイプの slow-fast 型 AVNRT

- 逆行性速伝導路は slow-fast 型 AVNRT と同様に前中隔にありますが，通常の右房後中隔や冠静脈洞近位部のアブレーションでは遅伝導路の焼灼が困難で，左房後中隔への通電により遅伝導路の焼灼に成功するまれなタイプが報告されています．焼灼成功部位に遅伝導路が存在するとした場合，遅伝導路は左房側に存在すると考えられます．

g　非リエントリー性二重応答性頻拍（double response tachycardia）

- 房室結節二重伝導路が関与する上室頻拍の成立機転は，ほとんどがリエントリー機序によるものですが，まれに非リエントリー機序による頻拍が報告されています．すなわち，1回の洞性興奮が2本の伝導路（速伝導路と遅伝導路）を十分な時間差をもって伝導し，心室を2回興奮させ得たとき，二重応答機序による非リエントリー性二重応答性頻拍（double response tachycardia）が出現し得ます．
- 二重伝導路を伝導する心室二重応答が出現したとき，しばしばその2番目の興奮である遅伝導路経由のインパルスが速伝導路を逆伝導して心房に再入し，房室結節リエントリー性頻拍に移行するため，持続性の非リエントリー性二重応答性頻拍が起こることはまれです．房室結節二重伝導路および心室二重応答を有し，かつ速伝導路および遅伝導路を経由する逆伝導がまったく存在しない症例において，非リエントリー性二重応答性頻拍は起こり得ると考えられます．図6にそのような例を示します．
- 本症例では，潜在性副伝導路を介する持続性の房室リエントリー性頻拍を呈しており，アブレーション前には非リエントリー性二重応答性頻拍は記録されていませんでした．アブレーションにより副伝導路を切断したところ，その直後より，持続性の非リエントリー性二重応答性頻拍の出現をみました（図6）．
- 本症例では，アブレーション後に行った心室刺激法により，速伝導路および遅伝導路を経由する逆伝導はまったく存在しないことが示されました．通常の遅伝導路アブレーションにより心室二重応答は消失し，非リエントリー性二重応答性頻拍も治癒しました．

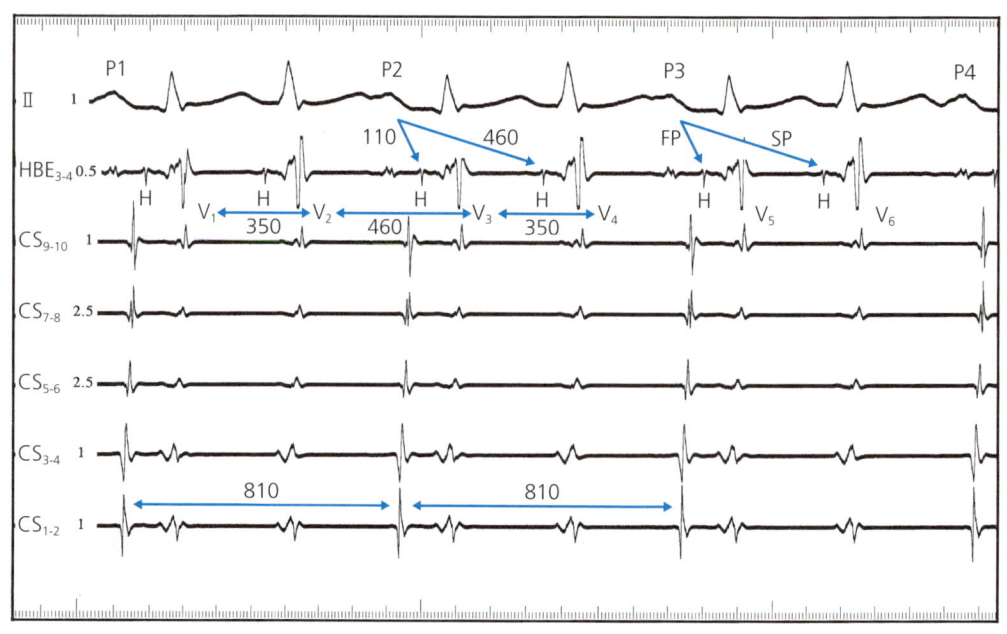

図6 非リエントリー性二重応答性頻拍

心室波は周期350 msecと460 msecの交互脈を呈している．1つの心房波に対し2つのヒス波と心室波が対応している．1つの心房波に対し2つのAH時間が存在する［速伝導路（FP）110 msec，遅伝導路（SP）460 msec］．

H：ヒス波，V：心室波

E 洞結節リエントリー性頻拍

1 洞結節リエントリー性頻拍について教えてください

a どういう病態か

- リエントリー回路内に洞結節を含む上室性リエントリー性頻拍を，洞結節リエントリー性頻拍（sinus node reentrant tachycardia：SNRT）と定義します．
- 頻度は上室頻拍全体の約1％と比較的まれですが，単発の洞結節エコーはEPS施行例の10～15％に観察されます．他の上室頻拍と比較すると，心拍数はやや遅いです（平均130拍/分）．高齢者でより多くみられ，性差はなく，器質的心疾患を有する傾向があります．
- 12誘導心電図では，洞性興奮と一致または類似するP波を伴うlong RP' tachycardiaを呈しますが，P波がT波と重なる（P on T）ことも多く，12誘導心電図のみによる診断は困難で，確定診断にはEPSが必須です．PQ時間が正常ないし軽度延長する点は，短縮することの多い洞頻脈や不適切洞頻脈（後述）との鑑別に有用です．
- 洞結節は異方向性（anisotropism）に富む構造であり，それ自体リエントリーの基質となり得ることが予想されますが，伝導速度，不応期，および洞結節領域のサイズを考慮すると，リエントリー回路が洞結節内部に局在することは考えにくいです．このため，SNRTのリエントリー回路には洞結節周囲の心房組織が含まれると想定されますが，詳細は不明です．SNRTの診断基準を表1に示します．

b EPSのポイント

1）リエントリーであることの証明

- プログラム刺激で再現性をもって誘発と停止が可能であれば，リエントリーの可能性が高くなります．この際，比較的長い基本刺激周期，長い連結期で誘発さ

表1　洞結節リエントリー性頻拍（SNRT）の診断基準

1. 心房内あるいは房室結節内伝導遅延を伴わずに，プログラム刺激による頻拍の誘発および停止が可能である
2. P波形や心房内興奮順序が洞性興奮と一致あるいは類似する
3. 頻拍周期によってPR時間が変動する
4. 房室ブロックの出現は頻拍に影響しない
5. 迷走神経刺激やアデノシン製剤の投与によって頻拍が徐拍化し，さらに突然停止する

れることが多いようです．
- さらにエントレインメントが可能であること，早期刺激の連結期と，刺激から頻拍第1拍目までの間隔が逆相関を示すことも，リエントリーを示す所見となります．

2）心房内興奮様式
- SNRTでは，頻拍中の心房内興奮様式が洞調律時と一致ないし類似します．

3）心房内リエントリー性頻拍との鑑別
- とりわけ高位右房に回路を有する心房内リエントリー性頻拍（intra-atrial reentrant tachycardia：IART）との鑑別が問題となります．通常，IARTでは誘発時に心房内伝導遅延がみられます．また，迷走神経刺激やアデノシン製剤の投与によってIARTは停止しないか，停止するとしても再現性が低いのが特徴です．一方，SNRTは徐拍化・停止することが多くなります．

4）不適切洞頻脈との鑑別
- 不適切洞頻脈（inappropriate sinus tachycardia：IST）は比較的新しい概念の頻拍で，誘因なく，あるいはストレスや運動に対する生理的反応の範囲を超えて洞頻脈がみられるものをいいます．慢性非発作性洞頻脈，持続性洞頻脈と呼ぶこともあります．

Memo
不適切洞頻脈に対するアブレーション

- 不適切洞頻脈（inappropriate sinus tachycardia）に対するアブレーションも，頻拍中の心房最早期興奮部位を標的として通電します（sinus node modification，洞結節修飾術）．P波より25〜45 msec先行する電位が記録できる部位で通電するとき，頻拍が徐拍化する可能性が高いようです．
- 頻拍の徐拍化とともに最早期興奮部位が分界稜に沿って（通常は下方へ）移動するため，徐拍化するたびにP波形を確認し，形状が変化した場合は最早期興奮部位を再同定する必要があります．このため，短時間で興奮様式が確認できるnon-contact mappingが有用です．
- 洞結節修飾術により70〜100％で急性期成功が得られますが，半数以上で再発します．洞結節領域の完全焼灼（total sinus node ablation，洞結節焼灼術）は，慢性期においても約70％の症例で有効とされますが，恒久的ペースメーカが必要とされ，限定された症例に対して行われるべきです．

表2 不適切洞頻脈（inappropriate sinus tachycardia）の診断基準

1. 安静時心拍数≧100拍/分
2. P波形は洞調律時と一致
3. 二次的洞頻脈が否定的
4. 洞結節リエントリー性頻拍および心房内リエントリー性頻拍が否定的

- ISTの機序として，①洞結節の異常自動能，②自律神経系（特に迷走神経系）の障害，③洞結節近傍の巣状心房頻拍などが考えられていますが，詳細は不明です．診断基準を表2に示します．
- プログラム刺激による頻拍の開始や停止が困難であること，PQ時間が正常〜やや短縮を呈すること，開始および停止は緩徐でありwarm-up現象やcool-down現象を伴うこと，迷走神経刺激時に徐拍化するとともに最早期興奮部位が下方へ移動することで鑑別します．

ケースで学ぶEPSの実践

洞結節リエントリー性頻拍

Case 6：
76歳女性

- 発作性上室頻拍を有する患者に対してEPSを施行しました．イソプロテレノール負荷時，高位右房連続刺激（240拍/分）により，頻拍周期410 msecのSNRTが誘発されました（図1A）．
- 頻拍中の心房興奮順序は洞調律時（図1B）と酷似しており，誘発に際して心房内興奮遅延を伴いません．頻拍時の12誘導心電図（図2A）では，P on TのためP波の形状は正確にはわかりませんが，極性は洞調律時（図2B）と同様です．

- カテーテルアブレーションは，頻拍中の心房最早期興奮部位を標的として通電します．至適通電部位では分裂電位（fragmented electrogram）が観察されることが多く，リエントリー回路内の緩徐伝導を示唆するものと考えられます．単回通電で治療に成功することはまれで，複数回の通電を要することが多いようです．

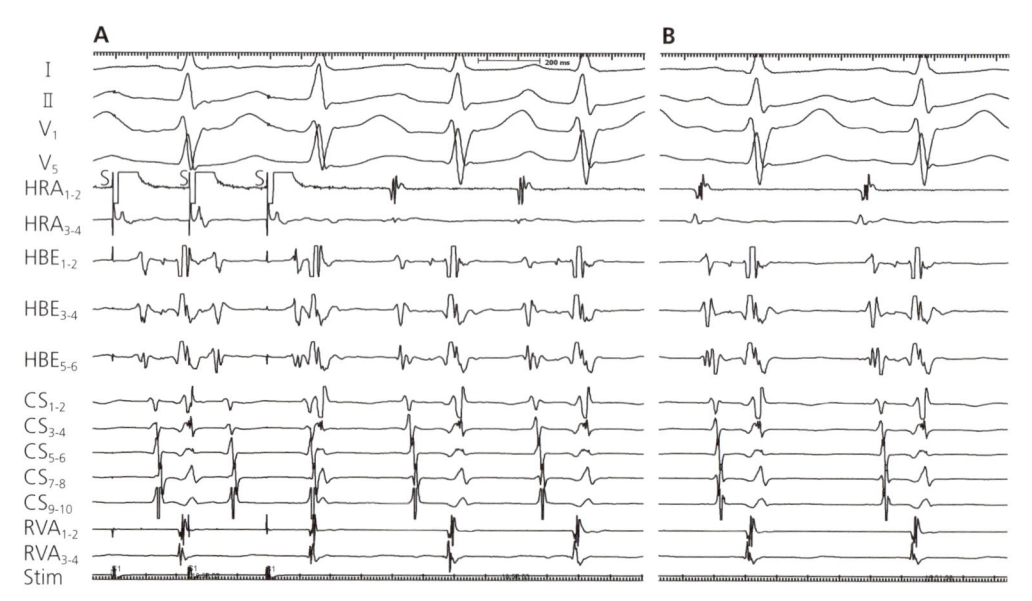

図1 洞結節リエントリー性頻拍（SNRT）のEPS所見

上段から順に，Ⅰ，Ⅱ，V₁，V₅誘導，高位右房（HRA），ヒス束（HBE），冠静脈洞（CS），右室心尖部（RVA），電気刺激のマーカー（Stim）を示す．添えられた数字が小さいほど，遠位部であることを示す．

A：SNRT誘発時の心内心電図．240拍/分のHRA連続刺激（S）により，頻拍周期410 msecのSNRTが誘発された．頻拍中の最早期心房興奮はHRA近位部で記録される．カテーテルは下大静脈から挿入され，心房壁への固定を良好とするため右房内において反転されているため，HRA近位部は分界稜の上端，すなわち洞結節領域付近に位置する．頻拍の開始に際して心房内興奮遅延が生じないことに注意．

B：同一症例の洞調律時の心内心電図．心房内興奮様式は頻拍時と酷似している．

VI章
検査と治療の実際

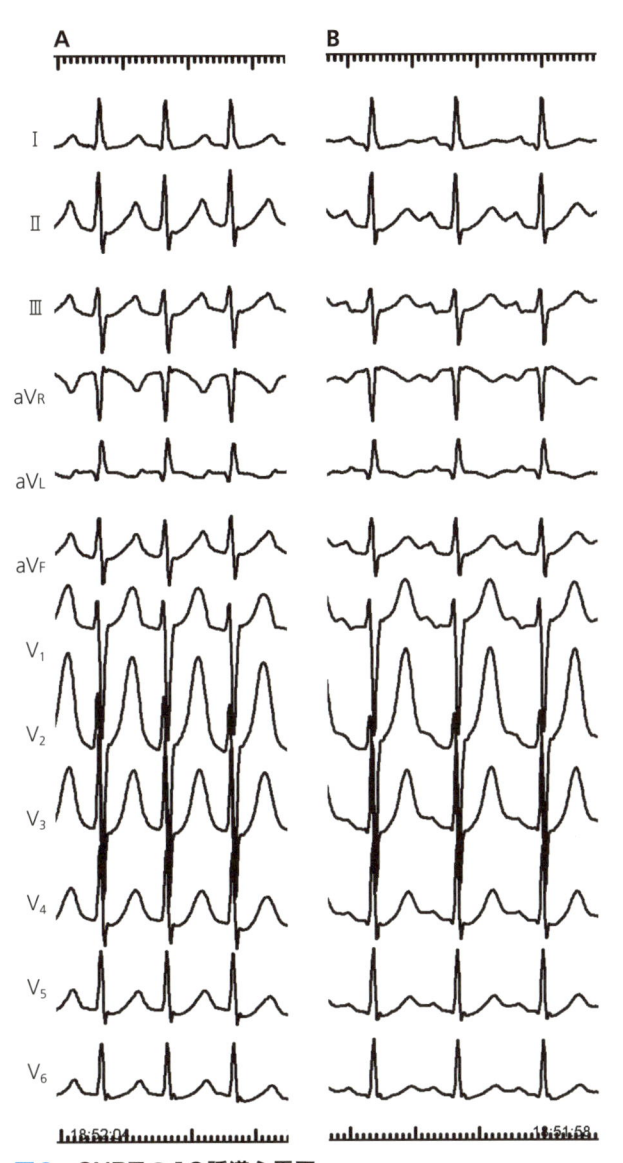

図2 SNRTの12誘導心電図
A：頻拍時，B：洞調律時

- 洞結節領域は比較的広いため，アブレーション後に洞機能障害をきたす可能性は高くありませんが，マッピングを詳細に行って不要な通電を避けるべきです．出力も20 W程度までに抑え，8 mmチップカテーテルは使用せず，ロングシースを利用してカテーテルを確実に固定することが望ましいとされます．時に横隔神経が焼灼部位の心外膜側を走行していることがあるので，通電前に最大出力で心房刺激を加え，横隔神経刺激がみられる場合には通電を控えるか，低出力より開始し，注意深く出力を上げます．

F 心房粗動

1 心房粗動について教えてください

a 心房粗動とは何ですか
- 心房粗動は300拍/分前後のレートをもち，規則正しい粗動波（F波）を特徴とする頻拍です．
- F波はギザギザしているので鋸歯状波（きょしじょうは）とも言います．
- よくみられる心房粗動は通常型です．心腔内電位の解析からより細かい定義も提案されています．

b 「解剖学的峡部」がなぜ大事なのか
- 解剖学的峡部とは「下大静脈開口部と三尖弁輪に挟まれた細い部分」です．心房粗動の回路となり，幅が狭いのでカテーテルアブレーションの焼灼でブロックを作成しやすい部位です．治療のターゲットになるので，どこにあるかを知っていることが大事です．
- ほとんどの心房粗動，つまり通常型はこの解剖学的峡部を含む三尖弁輪を旋回するタイプです．
- 心尖から見上げて，興奮が三尖弁輪を反時計回りに旋回するタイプが多いです．最近は心電図波形にこだわらず，三尖弁輪を反時計回りでも，時計回りでも「通常型」と呼ぶようになっています．「非通常型」は通常型以外の回路を旋回するものになります．
- とはいえ，心電図波形とメカニズムのどちらの面でもすっきりした分類を提案するのは難しいことです．ギザギザがはっきりしている見慣れたものは「通常型」，それ以外を「非通常型」として大体は間に合います．

c 通常型心房粗動の性質
- 多くの通常型心房粗動は心電図波形から容易に診断できます．たまに頻拍回路と心電図波形が一致しないこともあります．解剖学的峡部が関連する心房粗動であることを証明するには，以下のことを確認します．
①興奮が三尖弁輪を旋回し，頻拍周期全体をカバーする興奮が三尖弁輪で記録できる．
②三尖弁輪部におけるペーシングによって頻拍をエントレインし，刺激停止後のpost pacing interval（PPI）が頻拍周期に一致する．つまり，三尖弁輪のペーシング部位がリエントリー回路に含まれる．

VI章
検査と治療の実際

③もしこれらの方法でも断定できなければ，三次元マッピングを併用する．

d 心房粗動に対するカテーテルアブレーションのポイント

- カテーテルによる線状焼灼で頻拍回路内に伝導ブロックを作成すれば，その頻拍は生じません．通常型心房粗動の根治術では，下大静脈と三尖弁輪の間（解剖学的峡部）を横断する線状焼灼を行います．
- 図1に典型的な症例を示します．図1Aに示すような頻拍回路のマッピングのために，右房側壁および冠静脈洞内に多電極カテーテルを留置します（図1B）．これらの多電極カテーテルは焼灼予定部位の両側を広くマッピングできるために，焼灼後の伝導ブロック作成の確認にも用います．
- 焼灼は通常，三尖弁輪側から開始し，徐々に下大静脈方向へとずらします．心房粗動中に焼灼すれば，粗動は停止します（図1C）．
- 心房粗動が停止しても，本当に回路が離断されたかどうかは断定できません．解剖学的峡部にブロックができていることを，焼灼した部分の両方向から確認します．

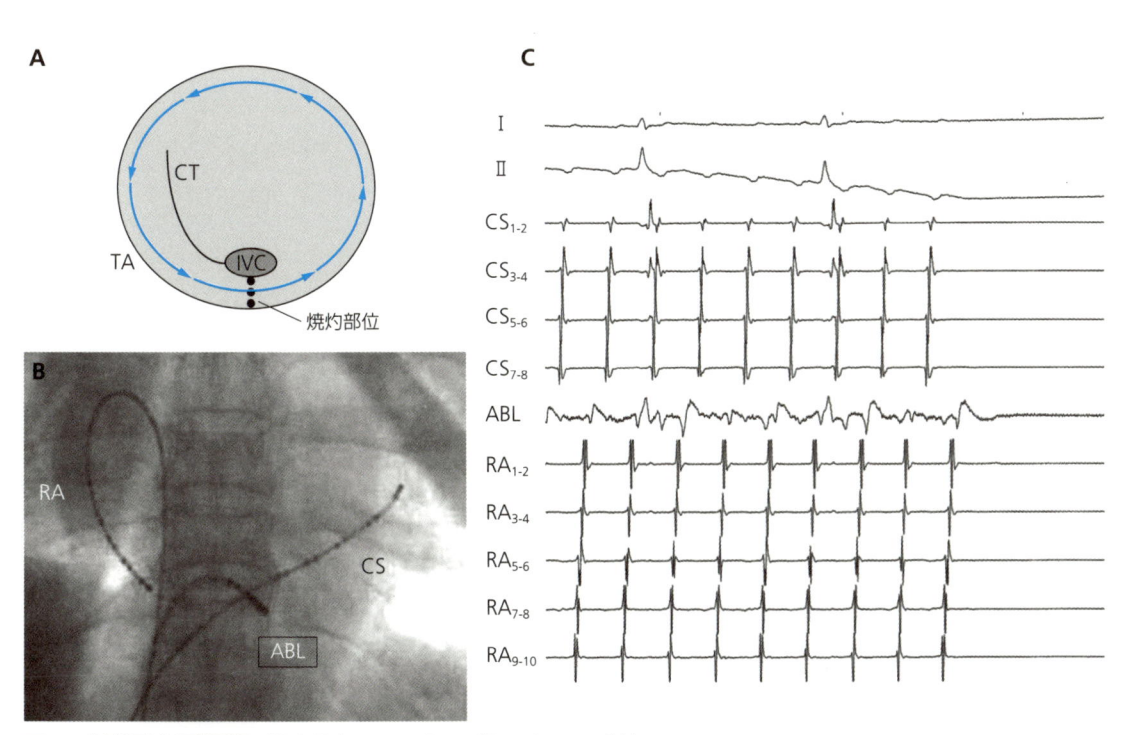

図1 通常型心房粗動に対するカテーテルアブレーション手技
A：通常型心房粗動（反時計方向回転型）の頻拍回路を三尖弁輪（TA）からみたシェーマ
B：アブレーション施行時のカテーテル位置
C：高周波通電中に心房粗動が停止した際の心内心電図
IVC：下大静脈，CT：分界稜，TA：三尖弁輪，RA：右房側壁，CS：冠静脈洞，ABL：アブレーションカテーテル

G 心房頻拍

1 心房頻拍について教えてください

a 心電図では

- 特発性か器質的心疾患に伴うものか，発生機序は何か，治療が必要かどうかなど，臨床像は多彩です．
- 洞調律時と異なるP波形を有し，130〜240拍/分の心房興奮を認めます（図1A）．心房粗動の粗動レートは240〜450拍/分です．レートの範囲として異なる数値を目にすることもあるかと思います．おおよその目安と考えてください．
- 機序的には心房粗動と診断できても，レートによっては心房頻拍とも診断できるため，混同されがちです．
- PQ時間，P-QRSの関係は房室伝導能により異なります．房室ブロックを呈することもありますが（図1B），多くは心房波（P波）がQRS波の前に出現します．また，P波とT波が重なって区別しにくいこともあります（図1Aの最下段）．

b 発生機序は

- どんなふうにカテーテルアブレーションで治療するかを念頭に分類されています．focal型かマクロリエントリー型かが問われます（図2）．focal型には，非リエントリー型とミクロリエントリー型（図3）があります．

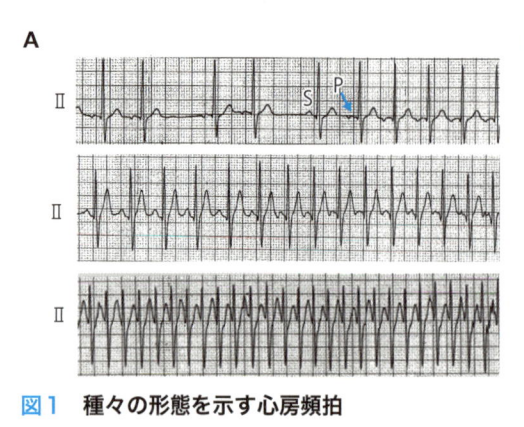

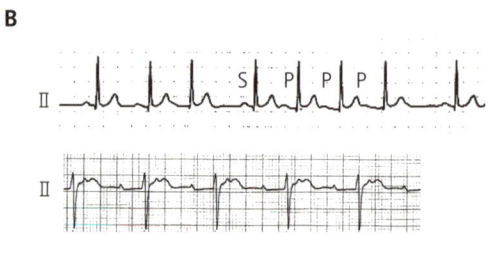

図1　種々の形態を示す心房頻拍
A：左房肺静脈と左房結合部起源の異所性心房頻拍（15歳男性，頻拍時に失神発作の既往）．安静時は洞調律（上段），心拍数は150拍/分（中段），280拍/分（下段）まで上昇した．
B：左上肺静脈起源の異所性心房頻拍．心房頻拍中にWenckebach型ブロック（上段），2：1房室ブロック（下段）を呈した．
S：洞性P波，P：異所性P波

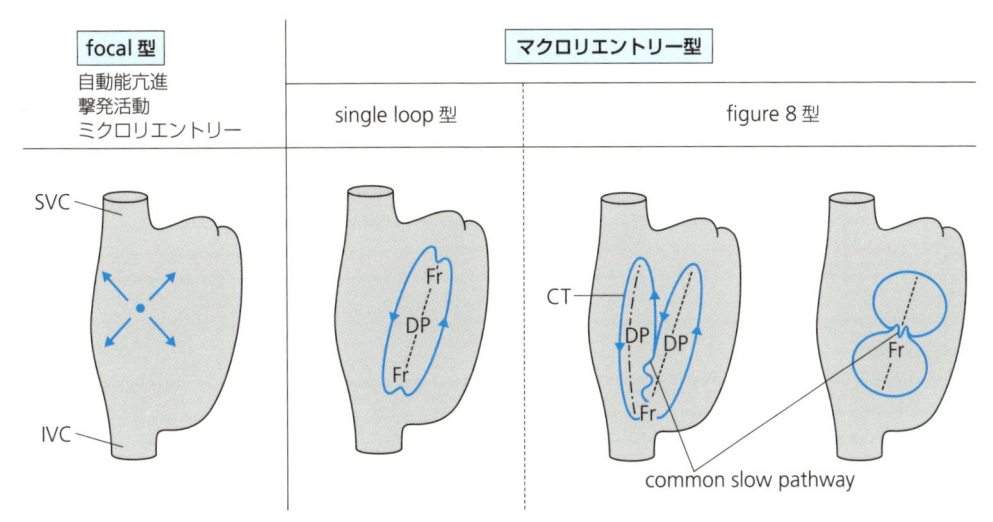

図2 カテーテルアブレーションの治療概念からみた心房頻拍の分類

-----：切開線，または機能的ブロック［double potentials（DP）が記録，両端はfragmented atrial activity（Fr）が記録］
-･-･-：分界稜（functional or organic block）［double potentials（DP）が記録］
SVC：上大静脈，IVC：下大静脈，CT：分界稜（crista terminalis），DP：double potentials，Fr：fragmented atrial activity
［清水昭彦：心房頻拍．新・心臓病診療プラクティス13，不整脈を診る・治す，青沼和隆・松﨑益德（編），文光堂，東京，p127-137，2009］

- 自動能亢進によるものは異所性心房頻拍（ectopic atrial tachycardia）と呼ばれます．肺静脈（図4）や左房中隔から生じる心房頻拍では非リエントリー型が多いです．
- 心房細動での肺静脈や左房に対する高周波アブレーション後に心房頻拍が生じることがあります．機序は心房内リエントリー性頻拍と同じと考えられています．非通常型心房粗動と心房内リエントリー性頻拍は心拍数で区別されますが，同じ機序が想定されており，両者の境界はあいまいです．このあたりのことで悩まないでください．

c 他の上室頻拍とどこが違うのか

1）心電図からみれば

- 心房頻拍中のP波はQRS波の前にあり，発作性上室頻拍のP波はQRS波に埋没するか，後ろに出現しやすいです．
- しかし，発作性上室頻拍でも非通常型房室結節リエントリー性頻拍や室房伝導が遅い副伝導路に伴う房室回帰性頻拍などでは，QRS波の前にP波を認めます．このタイプの発作性上室頻拍と心房頻拍は，QRS波とそれに続くP波の間隔が長

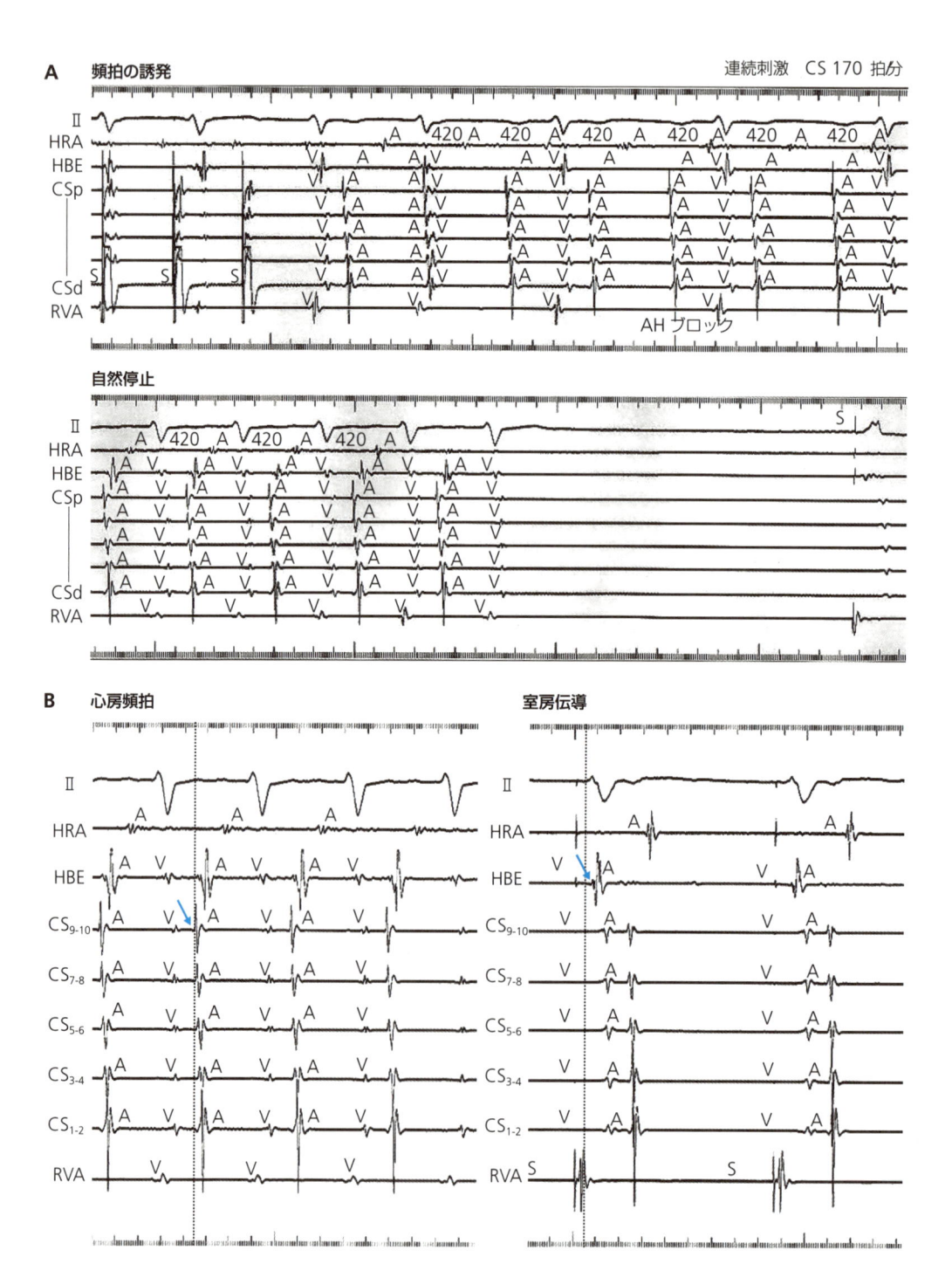

図3 ミクロリエントリー型心房頻拍

62歳男性．主訴：労作時の呼吸困難
A：頻拍の誘発と自然停止，**B**：心房頻拍中と心室ペーシング（室房伝導）中の心内電位（矢印は体表面QRS波の立ち上がり部位を示す）
HRA：高位右房，HBE：ヒス束，CS：冠静脈洞，RVA：右室心尖部，S：刺激スパイク，V：心室波，A：心房波

（次ページにつづく）

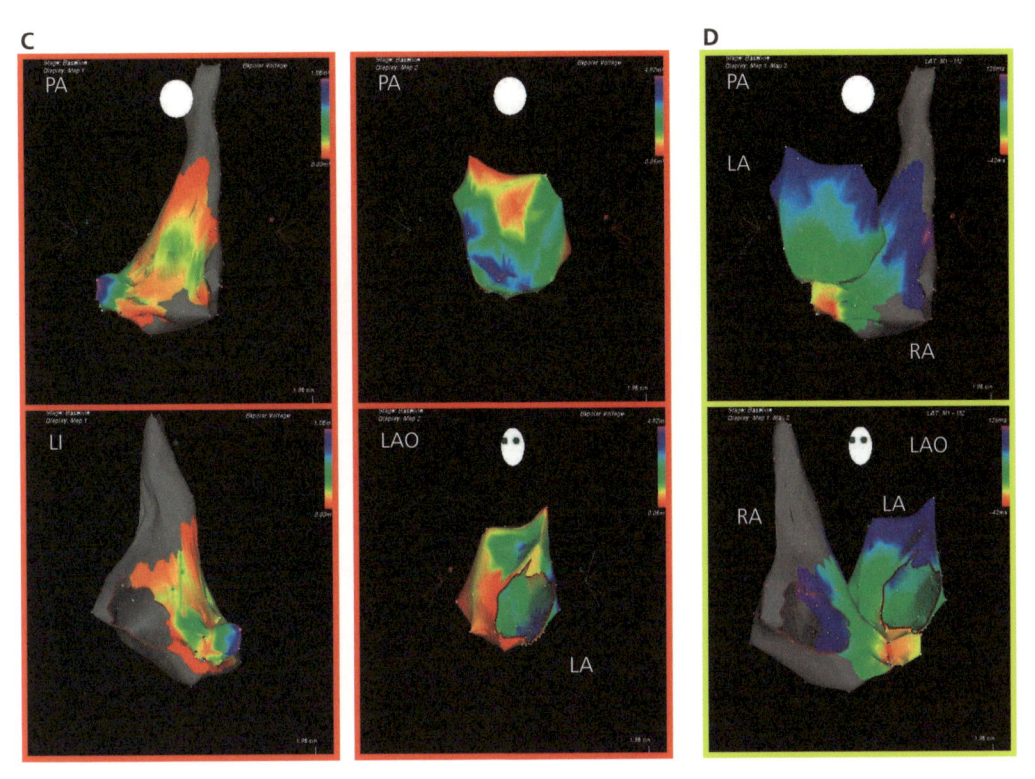

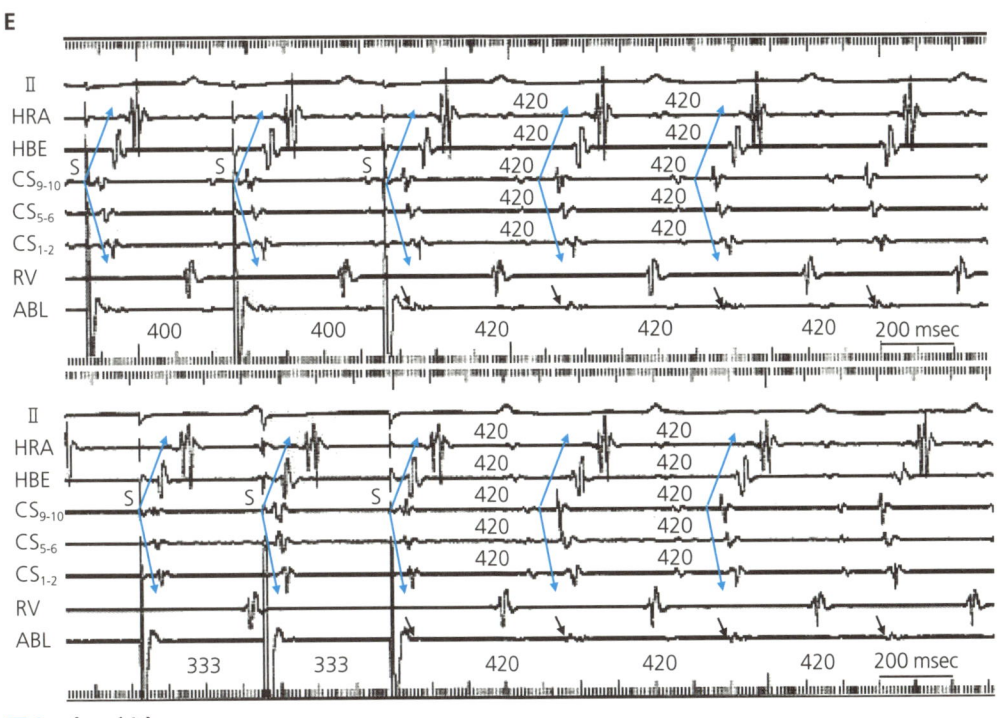

図3 (つづき)

C：CARTOマッピングによるボルテージ・マップ（**左**；右房像，**右**；左房像），**D**：CARTOマッピングによる頻拍中のプロパゲーション・マップ，**E**：頻拍中の潜伏性エントレインメント現象
RA：右房，LA：左房，PA：後前像，LI：側下壁像，LAO：左前斜位像，RV：右室，ABL：アブレーションカテーテル

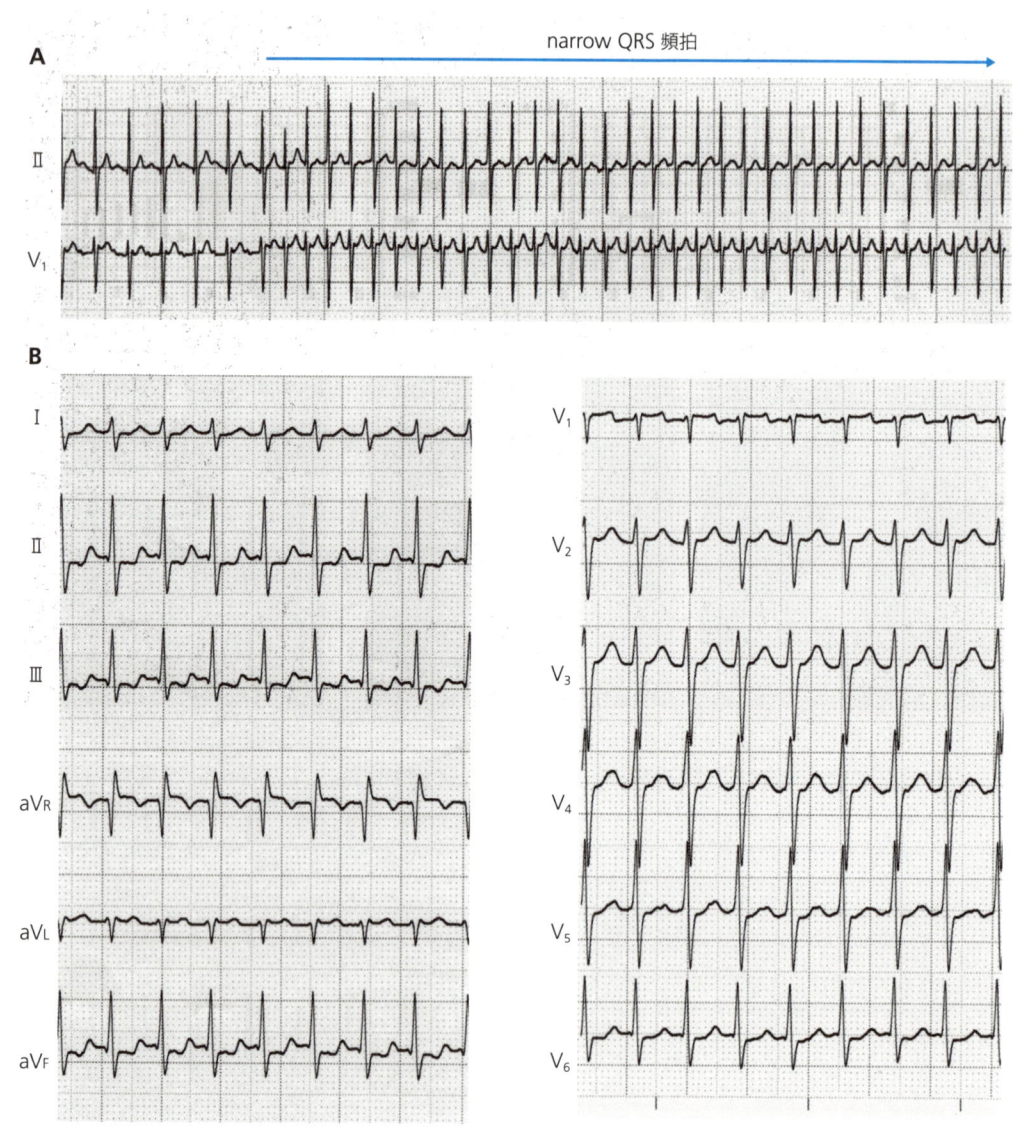

図4 肺静脈起源の心房頻拍
64歳男性．主訴：労作時の胸苦
A：運動負荷による頻拍の誘発，B：心房頻拍中の12誘導心電図

(次ページにつづく)

くなるので，まとめてlong RP' tachycardiaと呼ばれます．この用語はEPSの現場ではよく使われます．
- 正確な鑑別には電気生理学的手法が必要です．

2）EPSによる鑑別

- 室房伝導があるとき：「頻拍中の興奮パターン」と「室房伝導中の心房興奮パター

Ⅵ章
検査と治療の実際

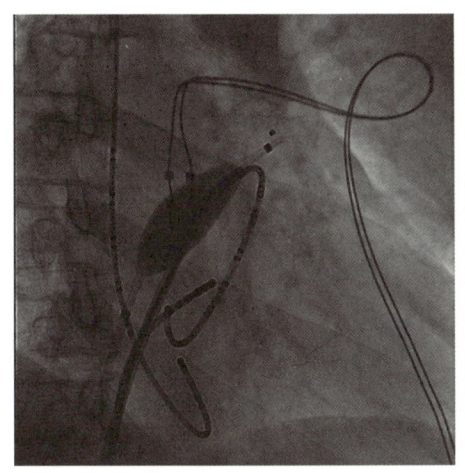

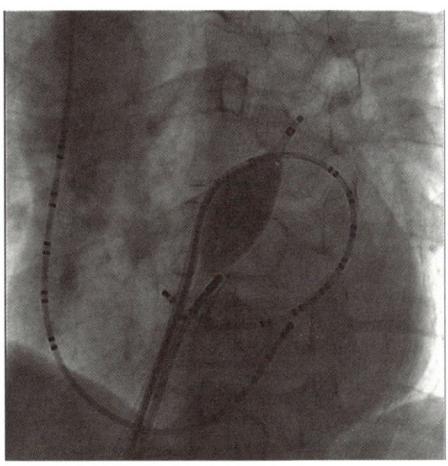

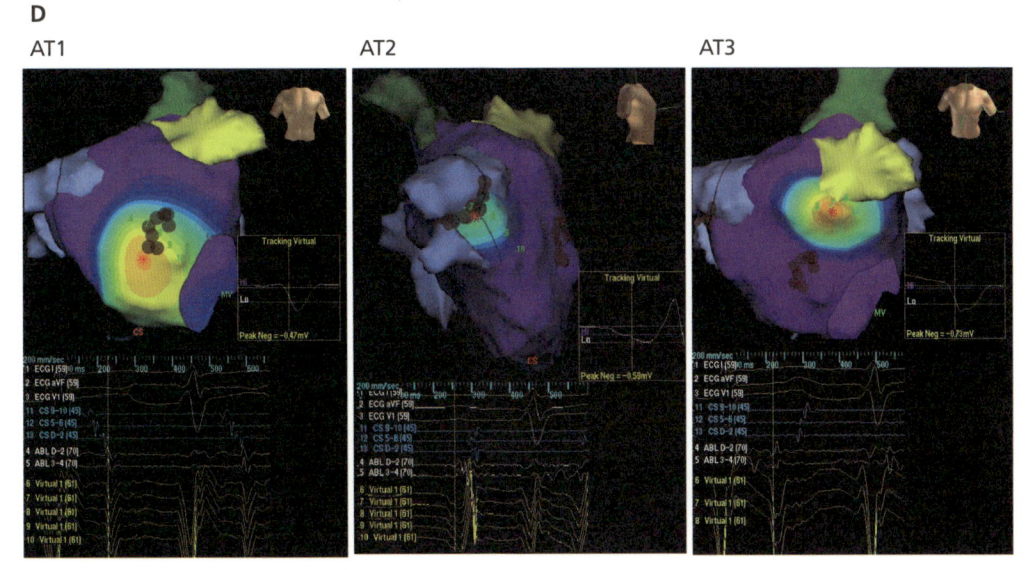

図4（つづき）

C：EnSite バルーンの位置（**左**；右前斜位像，**右**；左前斜位像）

D：EnSite マッピング．AT1（**左**）は左房前面にfocusを認めたので，同部位にアブレーションを施行した．これにより，その部位からの頻拍は消失したが，新たにAT2（**中央**）が出現した．これは，右肺静脈基部からのfocus起源の心房頻拍で，同部位を焼灼した．AT2は消失したが，今度はAT3（**右**）が出現した．この頻拍は左心耳からのfocusであった．同部位のアブレーションにてAT3は消失し，その後，心房頻拍は出現しなくなった．

ン」が異なれば，心房頻拍と診断されます．

● **室房伝導がないとき**：房室リエントリー性頻拍は否定され，心房頻拍の可能性が高いです．しかし，例外的に下部共通路を有する非通常型房室結節リエントリー性頻拍の可能性が残るため，心房頻拍との鑑別にはさらに情報が必要です．プログラム刺激に対する応答をいくつか組み合わせて判断します．

2 特殊な心房頻拍について教えてください

- そのメカニズムや薬剤への反応から固有の名称をもつ心房頻拍があります．

a 不適切洞頻脈（inappropriate sinus tachycardia：IST）

- 「インアプロプリエイト・サイナス・タキカルディア」とそのまま英語名で呼ばれることが多く，日本語訳や略語のISTはピンとこない読者が多いかもしれません．
- 安静時あるいは軽労作時に心拍が100拍/分以上に上昇します．交感神経刺激によって心拍数は増加し，頻拍起源（最早期興奮部位）は頭側・上大静脈側に移動します．
- 時にはβ遮断薬やCa拮抗薬などの薬物療法が用いられます．めったに持続性にならないので，カテーテルアブレーションによる治療はまれです．

b 洞房リエントリー性頻拍

- 心房期外刺激により誘発および停止が可能です．誘発に心房内や房室結節内の伝導遅延やブロックは必要としません．頻拍中のP波は洞調律時の波形と同じです．心拍数は130〜140拍/分とそれほど高くはなりません．
- ISTと異なり，イソプロテレノール持続点滴中も最早期興奮部位は移動しません．持続しないことが多く，めったに問題となることはありません．

c ATP感受性右前中隔起源のリエントリー性頻拍

- 波形としては非通常型房室結節リエントリー性頻拍に類似し，少量のATP（アデノシン三リン酸；通常は1〜3 mg）で，房室ブロックを起こす前に停止する頻拍です．
- 症例ごとの病態も多様で，発生機序を断定できないこともあります．

VI章
検査と治療の実際

H 心房細動

1 心房細動について教えてください

a どういう病態か
- 心房細動では心房の規則的な興奮がなく，見た目は無秩序な間隔で細動波と呼ばれる振れが現れます．
- これまで心房内に複数のリエントリーが現れているというイメージで捉えられてきました．近年，心房細動の発生と維持に肺静脈が大きく関与することが明らかとなりました．
- 発作性心房細動が肺静脈起源のものが多いことは，肺静脈を標的としたアブレーションで70〜90％の発作をコントロールできることからも証明されています．
- ただし，肺静脈アブレーションだけで治療できないケースも少なくありません．その場合は，心房筋や上大静脈なども心房細動に関与しています．

b EPSのポイント

1）心房細動がどこから起きるかを探す
- 心房細動のEPSでは，興奮起源の同定が重要です．肺静脈以外に起源があれば，そこをねらったアブレーションも試みます．
- 心房細動のEPSやアブレーションでは，肺静脈にリング状多電極カテーテルを留置します．必要に応じて冠静脈洞などにも多電極カテーテルが置かれます（図1）．時に上大静脈もマッピングされますが，上大静脈にもリング状多電極カテーテルは有用です．
- すべてのターゲットを同時にマッピングできないときは，電極カテーテルの位置を変えてマッピングを行います．

2）肺静脈の電位記録
- 発作性心房細動の90％は肺静脈が起源ですが，4本の肺静脈を同時にマッピングすることは困難です．
- 図2では，リング状多電極カテーテルが左上肺静脈に留置されています．このカテーテルで記録された心腔内電位に，連続する心房興奮の第1拍目よりも約70 msec先行した興奮が記録されています．このことから左上肺静脈に心房細動の起源があることが推測されます．
- 心房細動起始の起源となる肺静脈は，単発および連発する心房期外収縮の起源

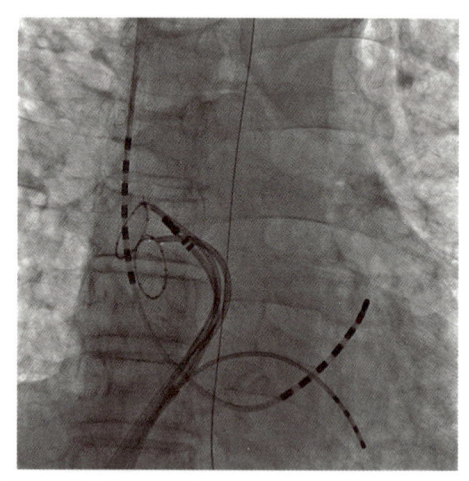

図1 心房細動に対するEPSおよびアブレーションの際のカテーテル位置

大腿静脈から挿入されたリング状多電極カテーテルとアブレーションカテーテルが，経中隔穿刺を施行した後に左房内に挿入され，リング状多電極カテーテルは右上下肺静脈に留置されている．さらに，冠静脈洞と右室に多電極カテーテルがそれぞれ留置されている．

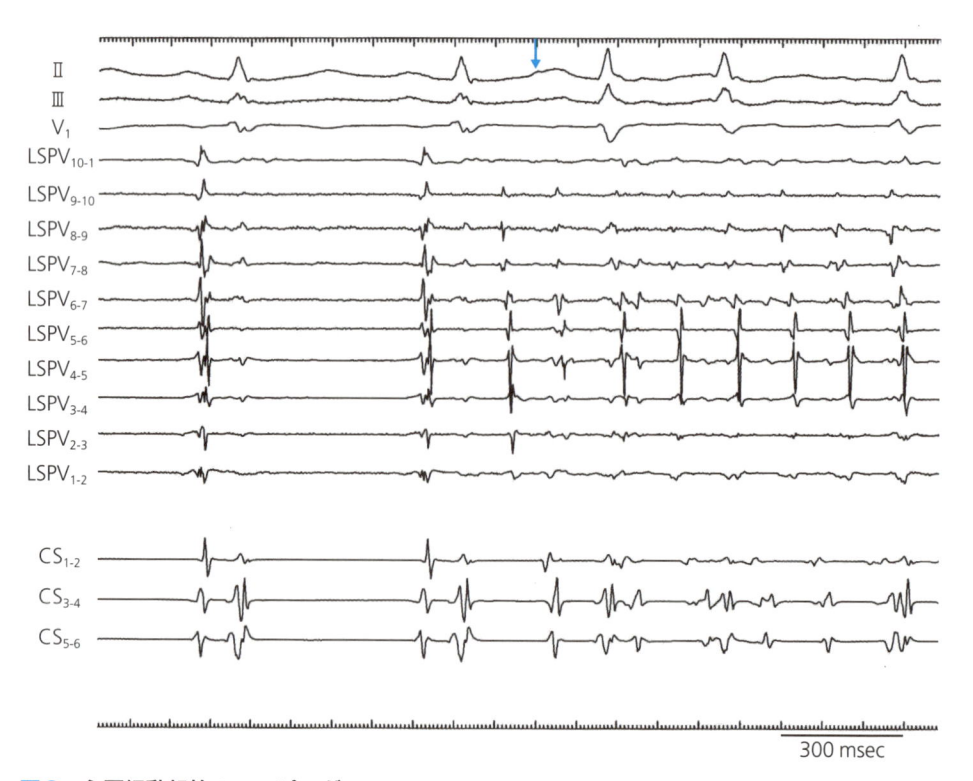

図2 心房細動起始のマッピング

心房細動の第1拍目には，T波に重なったP波（矢印）を認めるが，P波の始まりよりも70 msec程度早いタイミングで，左上肺静脈（LSPV）のLSPV$_{9-10}$とLSPV$_{8-9}$に興奮を認めている．P波よりも著しく早い興奮を認めることより，このLSPVが心房細動起始の起源である可能性が示唆される．

CS：冠静脈洞

となることも多いです．頻発する期外収縮の起源はカテーテルアブレーションの標的となります．

c　心房細動のアブレーションの概要

1）肺静脈の隔離

- 当初は肺静脈内の期外収縮を標的としたカテーテルアブレーションが行われました（focal ablation）．しかし，技術的な難しさや，肺静脈狭窄という合併症が懸念され，肺静脈を電気的に隔離するアブレーション（肺静脈隔離，pulmonary vein isolation）が行われるようになりました．
- 肺静脈隔離はリング状カテーテルの電位を指標に行います．ポイントは，①リング状カテーテルに記録された興奮が肺静脈電位かfar-field電位（後述）かを区別し，②局所電位の大きさにかかわらず肺静脈電位をリング状カテーテルに残さないことです．
- far-field電位とは，電極カテーテルが接している部位そのものの電位ではなく，距離をおいた周囲の構造物の興奮のことです．局所の電位はシャープな振れですが，far-field電位は振幅が小さく，鈍な振れになる傾向があります．ただし，両者を確実に区別できないことも多く，心腔内電位の解釈を難しくする原因になります．
- 肺静脈電位とfar-field電位とを区別するために，異なる部位からペーシングするなどの工夫を行います．
- 図3では，一度肺静脈隔離が行われた肺静脈にリング状カテーテルが留置されています．far-field電位のようにも思われる0.2 mV程度の小さな電位がカテーテルには記録されていますが，第2拍目の期外収縮では，この小さな電位がP波に50 msec以上先行しています．
- 小さな電位でも，期外収縮や心房細動の原因になり得るため，肺静脈電位がすべて消えるまでアブレーションを行うことが大事です．

2）上大静脈のマッピング

- 上大静脈も心房細動の発生に関わっています．しかし，上大静脈のアブレーションのみでの根治は難しく，多くの症例は肺静脈のアブレーションも必要です．
- 肺静脈隔離の終了後に，上大静脈起源の頻拍を認めることがあります．

d　治療選択の考え方

- 心房粗動や発作性上室頻拍に合併する心房細動も多いです．時に心房粗動や発作性上室頻拍のアブレーション後に，心房細動の発作を認めなくなることもあり

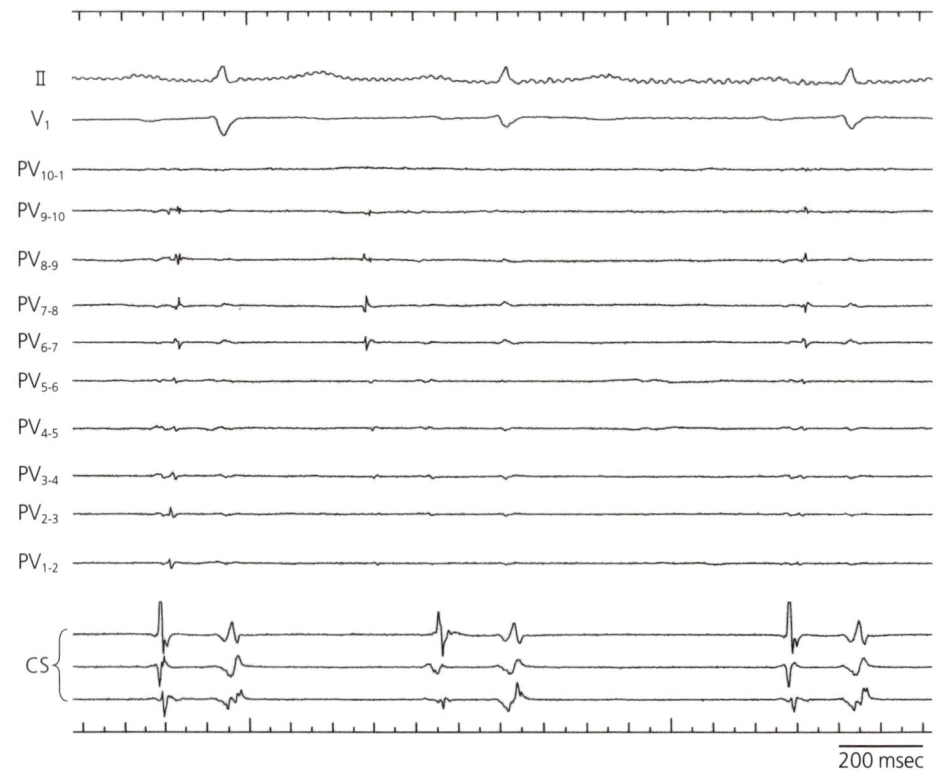

図3　肺静脈起源期外収縮

肺静脈（PV）には0.2 mVと小さな局所電位しか記録されていないが，この肺静脈を起源とする期外収縮が2拍目に認められている．このように，局所電位が小さくても，組織は不整脈原性を認めることがある．
CS：冠静脈洞

ます．
- カテーテルアブレーションの適応は，一般に抗不整脈薬に抵抗性の心房細動です．薬物治療によるリズムコントロールは，アブレーション治療よりも有効性は低いです．抗不整脈薬1～2剤が無効であれば，アブレーション治療も選択肢として考慮できます．
- アブレーション治療が有効であっても，血栓塞栓症のリスクを有する症例には抗凝固療法が継続されます．
- 肺静脈隔離単独の治療成績は，発作性心房細動では80～90％，持続性心房細動では30～50％です．肺静脈隔離のみでは不十分な可能性があれば，左房内の心筋の線状焼灼や分裂電位（complex fractionated atrial electrogram：CFAE）などの局所電位を指標としたアブレーションの追加も行われます．施設ごとにアブレーションの方法は多少異なります．

2 具体的なカテーテルアブレーションの方法について教えてください

a 肺静脈隔離

1) 左房および肺静脈の解剖の把握
- 肺静脈隔離では，肺静脈-左房接合部の解剖の把握が重要です．そのために，肺静脈造影やCTが用いられます．CTにより左房全体の解剖も理解でき，冠静脈洞・冠動脈・食道などの周囲構造と左房との関係の理解にも役立ちます

2) 肺静脈隔離の実際
- 多くの施設で上肺静脈と下肺静脈に1本ずつリング状カテーテルを留置してアブレーションを行います．
- 上肺静脈-左房接合部上方から焼灼を開始し，徐々に左房後壁を下方へ移動しながらアブレーションを行うとカテーテル操作がしやすいです．ロングシースを左房内まで進めてアブレーションカテーテルをサポートすると，カテーテルを安定させやすいですが，シースによりカテーテルの可動範囲が制限されます．そのため先端部の曲がりを調節できるスティーラブルシースを用いることもあります．
- カテーテルを動かさずに同じ場所で30〜60秒程度通電しないと，貫壁性の焼灼巣は形成されません．十分に通電する前にカテーテルが動いてしまうと，肺静脈-左房間伝導の遠隔期再発を生じやすいため，通電中にカテーテルを動かさない技術が必要です．
- 両肺静脈から左房後壁への移行部，右肺静脈前壁から左房中隔への移行部は，解剖学的に明瞭な境界がないため，できるだけ心房側を標的とします．
- 左肺静脈前縁と両側下肺静脈下縁では，心房と肺静脈の境界が明瞭であるため，カテーテルを1〜2 mm引き抜くと心房へカテーテルが落ちるような，肺静脈の「縁」が至適通電部位となります．
- 上下の肺静脈を一括して囲むようにアブレーションをしますが，1周しただけで肺静脈が電気的に隔離されるケースは少ないです．心筋の厚い部位や，焼灼が不十分な部位に伝導ギャップが残るためです．伝導ギャップのアブレーションのときはリング状カテーテルの電位を参考にします．
- WPW症候群に対する副伝導路アブレーションや通常型心房粗動に対する三尖弁輪-下大静脈間峡部のアブレーションに比べれば，肺静脈-左房間伝導の再発率はかなり高いです．合併症を避けるために出力エネルギーを低めにしていることも理由の一つでしょう．
- 肺静脈隔離には，しばしば8 mmチップカテーテルやイリゲーションカテーテルが用いられます．小さめの4 mmチップカテーテルで肺静脈隔離を行うと，電極温度が上昇し，なかなか十分な高周波出力が得られません．

3 心房細動アブレーションの合併症について教えてください

- 心房細動アブレーションでは，カテーテルアブレーションのなかでも合併症が多くみられます．どのような合併症が起こり得るかを知ること，合併症に早く気づくこと，さらに適切な対処法を知ることが大事です．

a 心タンポナーデ

- 心房細動アブレーションでの死亡率は0.1％と報告されています．死亡事故のなかで最も多いものがタンポナーデに伴う心停止でした．
- 対処法として心嚢ドレナージとプロタミン投与によるヘパリンの中和があります．外科的修復が必要となることもあります．

b 左房-食道瘻

- めったにありませんが，左房-食道瘻は重篤な合併症です．死亡率も高く，後遺症も残りやすいです．左房後壁での高出力・長時間の通電を避けるべきです．

c 脳梗塞

- 脳梗塞予防法としておそらく最も確実なものは，抗凝固療法です．さまざまな知見により，ワルファリンなどの経口抗凝固療法を術直前まで継続する施設が多くなりました．

d 肺静脈狭窄

- 当初は大きな問題でしたが，心房側を標的とするようになってからは，減少しています．

VI章
検査と治療の実際

I 陳旧性心筋梗塞後の心室不整脈

1 陳旧性心筋梗塞後の心室不整脈について教えてください

- 陳旧性心筋梗塞（old myocardial infarction：OMI）は，心室細動（ventricular fibrillation：VF）や持続性心室頻拍（sustained ventricular tachycardia：SVT）の背景疾患として大事です．

a 陳旧性心筋梗塞（OMI）でどうして不整脈が起きるのか

- OMIのSVT/VFはリエントリーによるものがほとんどです．
- 心室不整脈には，心室期外収縮（premature ventricular contraction：PVC），非持続性心室頻拍（non-sustained ventricular tachycardia：NSVT），SVT，VFがあります．SVT/VFは再発性で突然死の原因になります．欧米ではSVT/VFの原因の70～80％がOMIですが，わが国では30％ほどです．
- リエントリー回路のモデルが提唱されています（図1）．瘢痕組織の内部に伝導性の低下した部分（緩徐伝導路）が存在します．緩徐伝導路を通り抜けた興奮は，健常心筋を広がり，再び緩徐伝導路に進入して8の字形のリエントリー回路が形成されます．
- SVT/VFが確認されれば，EPSの結果にかかわらず植込み型除細動器（implantable cardioverter defibrillator：ICD）が治療の第一選択となります．そのため，治療選択にEPSは必須でないとする考えもあります．しかし，SVT/VFではカテーテルアブレーションによる治療も行われており，ICDのプログラム設定やその後

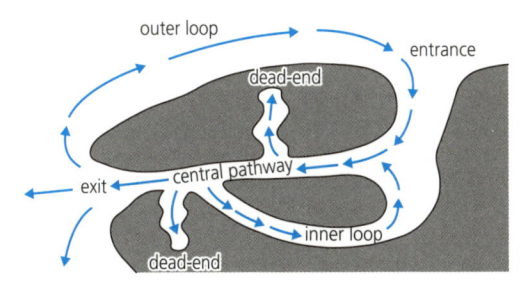

図1　陳旧性心筋梗塞（OMI）のリエントリー回路モデル
灰色の領域は，瘢痕組織または傷害心筋によって形成された伝導ブロック領域．興奮伝播を矢印で示す．inner loop，outer loop，dead-end領域への高周波通電では，リエントリー回路の成立を完全に阻止することはできない．カテーテルアブレーションの標的はcentral pathwayである．
(Stevenson EG et al：Circulation 88：1647-1670, 1993)

の治療計画を考えるうえでEPSは参考になります．

b　OMI-VTにカテーテルアブレーションを行う目的とは

- OMIに合併するVT（OMI-VT）へのカテーテルアブレーションの実施には，以下のような目的があります．

①ICD治療後にSVTが頻回に再発してショック作動を繰り返すelectrical storm防止のため

②ICD治療の導入に際して，将来的にSVT発作を減らすため

c　OMIのSVTへのカテーテルアブレーションの考え方

- 高周波通電のターゲットになる頻拍起源を見つけることが必須です．リエントリー回路のサイズが小さかったり，回路が心内膜側に限定していないと，心内膜マッピングでSVTの全体像を把握することはできません．
- OMIでは心内膜側に頻拍の回路がある例が多いですが，個人差があります．従来，頻拍中のアクティベーション・マッピングとエントレインメント現象を駆使してリエントリー回路の出口や回路内の共通緩徐伝導路を同定してきました．最近は，三次元マッピングシステムによる不整脈基質の解析が可能になり，カテーテルアブレーションの技術は進歩しました．

VI章
検査と治療の実際

2 OMI-VTの起源を探す具体的な方法（マッピング）について教えてください

a　マッピングのいろいろ

1）アクティベーション・マッピング

- アクティベーション・マッピング（activation mapping）はSVT中の興奮伝播を描出する方法で，最早期興奮部位を同定します．頻拍に関連しそうな異常電位が記録されたときは，そこからペーシングを行ってエントレインメント現象を分析し，リエントリー回路上の電位か否かを判定します．
- エントレインメントとは，ペーシングに対するQRSの変化や周期の変化に基づいて，頻拍の機序を推測する方法です．たとえば，ペーシング部位が頻拍の発生の鍵になる緩徐伝導部位であれば，ペーシング中のQRS波形はSVT波形と一致します．
- アクティベーション・マッピングとエントレインメント現象を用いたマッピングは，SVT中に行います．血行動態が安定しているSVTだけに可能です．一方，頻拍周期の短いSVTや心機能低下が進行した症例では，SVT中に十分なマッピングを行うことができません．ペーシングでSVT波形がすぐに変化する症例や，ペーシング閾値が高い症例でのマッピングにも限界があります．

2）ペース・マッピング

- 後述のサブストレイト・マッピングが導入される前は，血行動態が不安定なVTはペース・マッピング（pace mapping）で頻拍起源の同定を試みていましたが，なかなかアブレーションの成功率を高めることができませんでした．
- 頻拍起源領域の傷害心筋をペース・マッピングすると，刺激スパイクからペーシングQRS波形開始までの間隔（St-QRS間隔）が延長した波形が得られることがあります（図1）．St-QRS間隔が長いほど不整脈起源の中心に近いと考えられ，高周波通電の候補部位となります

3）サブストレイト・マッピング

- サブストレイト・マッピング（substrate mapping）とは，三次元マッピング装置を用いて，リエントリー回路に関わる不整脈が生じる部分を捜す方法です．局所電位の電位高を指標にマッピングを行い，異常な電位が記録されれば，その分布をマークすることもできます．
- 健常心筋の電位高（双極）は1.5 mV以上とされることから，1.5 mV未満の領域をカラーレンジ別に表示します（図2）．電位高については1.0 mVまたは0.6

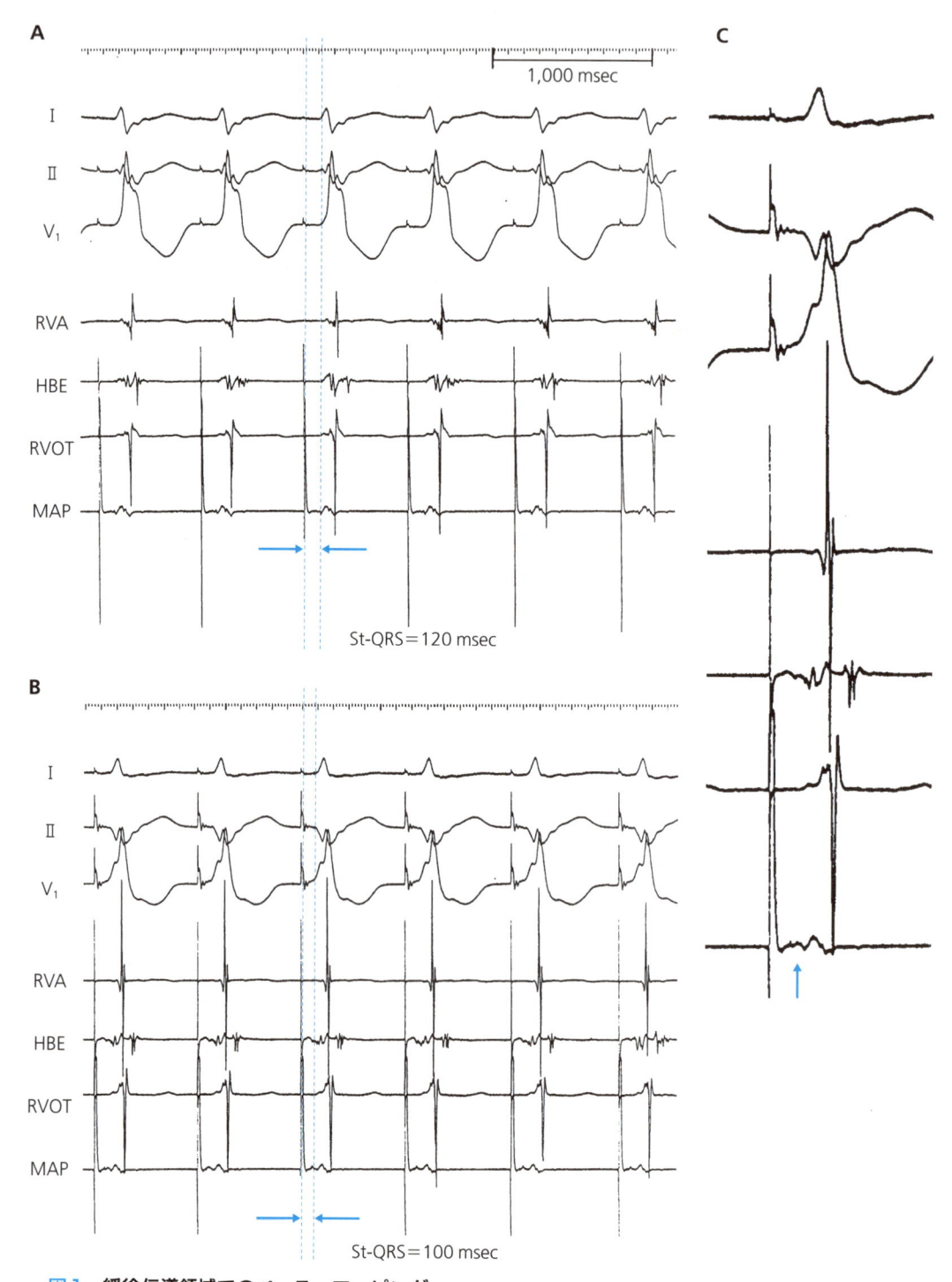

図1 緩徐伝導領域でのペース・マッピング

A：刺激頻度90 bpm，刺激出力3 Vのペーシング．刺激からQRS開始までの時間（St-QRS時間）が120 msecに延長したペーシングQRS波形がみられた．

B：刺激出力を8 Vに上げると異なるペーシングQRS波形となり，St-QRS時間は100 msecに短縮した．刺激局所には，刺激スパイク直後から低電位が記録されている（**C**）．緩徐伝導領域に複数の伝導経路が存在することを示唆する所見と思われる．

RVA：右室心尖部，HBE：ヒス束，RVOT：右室流出路，MAP：マッピング部位

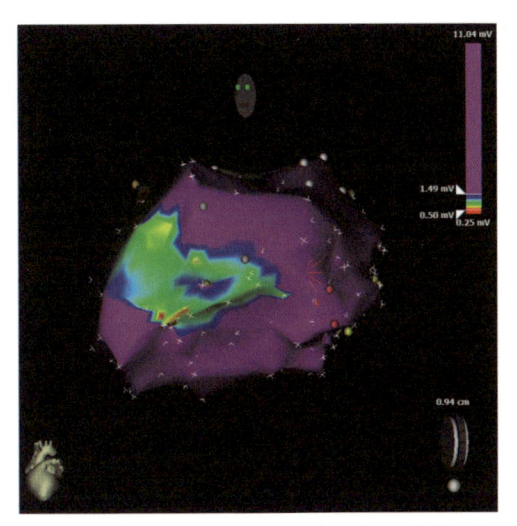

図2 サブストレイト・マッピング：回旋枝の閉塞による陳旧性心筋梗塞（OMI）のSVT

左前斜位像．左室前側壁にかけて低電位領域を認めたが，瘢痕組織はみられなかった．このような症例ではサブストレイト・マッピングからSVTリエントリー回路の構築を推定することはできない．本症例ではプログラム電気刺激でSVTを誘発することができず，カテーテルアブレーションを行わずICD治療を導入した．

mV以下の部位を低電位領域として設定することを推奨する報告があります．低電位領域に不整脈発生のベースとなる基質（サブストレイト）が含まれていると推定します．

b マッピングの実際

- 三次元マッピング装置が使用できる施設では，アクティベーション・マッピングとサブストレイト・マッピングを駆使して通電部位を決定するのが一般的です．
- サブストレイト・マッピングだけで頻拍起源を想定して高周波通電を行わざるを得ない症例もあります．しかし，サブストレイト・マッピングで同定されたすべての瘢痕または傷害心筋がリエントリー回路の形成に関わるわけではありません．
- また，心内膜マッピングで瘢痕組織と同定された部位は伝導障壁になりますが，直下の心筋層には伝導できる心筋が残っている可能性があります．OMIでは心筋焼灼による心機能低下にも注意が必要であるため，高周波通電は可能なかぎり電気生理学的根拠に基づいて傷害心筋領域に留めて行うことが望まれます．

J 非虚血性心疾患に合併する心室頻拍

1 非虚血性心疾患に合併する心室頻拍について教えてください

- OMIがSVT/VFの主な背景疾患ですが，OMI以外でもSVT/VFは生じます．

a 不整脈原性右室心筋症（ARVC）

- 不整脈原性右室心筋症（arrhythmogenic right ventricular cardiomyopathy：ARVC）は右室心筋の脂肪浸潤および線維化を特徴とする変性疾患です．左室の障害を伴うこともあります．
- しばしばVTや心室期外収縮（PVC）などの心室不整脈を合併します．
- 近年は三次元マッピングシステムが一般的に用いられるようになり，心血行動態が安定している単形性VTではアクティベーション・マッピングを作成して，心室を広がる興奮を描出します．このデータをもとに，リエントリーが生じないように高周波通電を行います．
- しかし，ARVCのVTでは頻拍周期が短いものが多いです．すぐに血圧が下がるので，アクティベーション・マッピングを作成するのが困難です．異なるQRS波形のVTや多形性VTに変化することもよく経験されます．

b ヒス-プルキンエ系関連頻拍（プルキンエ不整脈）

- ヒス束，脚，プルキンエ線維などの下位刺激伝導系組織が関与する心室不整脈をプルキンエ不整脈と定義します．プルキンエ不整脈としての単形性VTのメカニズムは複数あります．

1）脚間リエントリー性頻拍

- 脚間リエントリー性頻拍（bundle branch reentrant tachycardia：BBRT）は，ヒス束，右脚，左脚，心室中隔心筋にリエントリー回路をもつVTです．周囲組織から電気的に隔離され明確なリエントリー回路を有する数少ない頻拍の一つです．頻拍の成立には広範囲な刺激伝導系の伝導障害が必須であり，右脚を順行性に左脚を逆行性に伝導する左脚ブロック型の頻拍が多いです．

2）脚枝間リエントリー性頻拍

- 脚枝間リエントリー性頻拍（interfascicular reentrant tachycardia：IFRT）は，左脚前枝と後枝本幹のそれぞれを順行性伝導路あるいは逆行性伝導路とし，一部心室筋とヒス束をリエントリー回路に含むマクロリエントリー性頻拍です．
- 本頻拍はまれな不整脈で，めったに遭遇しません．

K 特発性心室頻拍：流出路起源

1 流出路起源の特発性心室頻拍について教えてください

a どういう病態か
- 特発性心室頻拍（特発性VT）とは基礎疾患が明らかでないVTのことです．①流出路起源のVTと②ベラパミル感受性VTの2つが主なものです．
- 流出路起源特発性VTは，右室あるいは左室の流出路領域に起源を有します．左脚ブロック型が多く，下壁誘導は下方軸になります．多くは右室流出路の中隔側から発生します．
- 右室流出路自由壁側，左室流出路（心内膜側），大動脈バルサルバ洞（左冠尖，右冠尖），左室心外膜側，僧帽弁輪（前壁），あるいは肺動脈内からの焼灼で根治できる症例もあります．
- 流出路起源頻拍は単形性で，しばしば反復性です（図1），異常自動能や撃発活動（triggered activity）などの非リエントリー性と考えられています．
- 運動や興奮で生じやすい症例では，頻拍がイソプロテレノール点滴静注で発生し，ATP（アデノシン三リン酸）の急速静注（0.02 mg/kg）により抑制されることから，cyclic AMP濃度の上昇によるCa^{2+}過負荷に基づく撃発活動がその機序と考えられています．

b EPSで知りたいこと
- 流出路起源頻拍に対するEPSは，カテーテルアブレーションを前提に施行されます．心電図の詳細な検討により，頻拍起源の推測が可能です．
- 検査中，頻拍の出現を認めないときにはその誘発が必要です．頻拍の誘発にはプログラム刺激やイソプロテレノール点滴静注（1～3μg/分）を行います．

1）アクティベーション・マッピング
- 頻拍中にヒス束部や右室心尖部などの心室内，大動脈バルサルバ洞などの多数の部位の局所電位を記録して，頻拍時の最早期興奮部位や心室全体の興奮伝播様式を同定します．単一カテーテルマッピング法と，複数の電極カテーテルを用いて行う多点同時マッピング法があります．最早期興奮部位の同定には，1本の電極カテーテルでのマッピングで十分なことが多いです．
- マクロリエントリー回路の同定には，三次元マッピングシステムが利用されます．特発性であると思われていたVTでも傷害心筋を認め，不整脈原性右室心筋

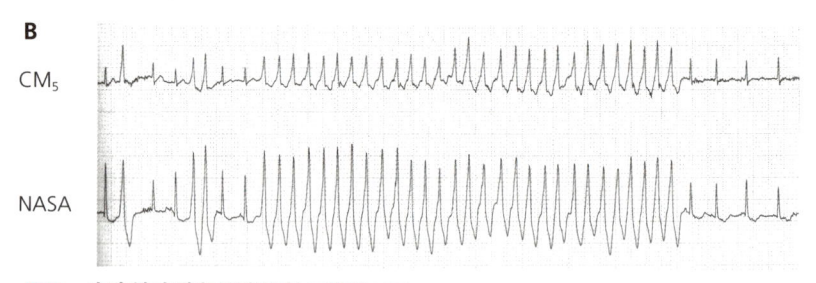

図1　右室流出路起源単形性反復性VT
A：ホルター心電図記録，B：A図の拡大図
数個の洞調律を挟んで単形性の非持続性VTが繰り返し出現している．

症や心筋炎などが見つかることもあります．

2) ペース・マッピング

- 洞調律時にマッピングカテーテルを介して，VTの連結期とほぼ同じタイミングで一発期外刺激，あるいは頻拍周期に近い周期でペーシングを行い，12誘導心電図を記録します．VTの形と完全に同一の心電図波形が得られたときは焼灼の成功率は高くなり，パーフェクト・マッピングと呼ばれます．
- カテーテルアブレーションを行う段階で不整脈がまったく出現しないときは，本法が唯一の焼灼方法となります．

VI章
検査と治療の実際

ケースで学ぶEPSの実践
流出路起源特発性心室頻拍① | Case 7

- 12誘導心電図では，左脚ブロック型，下方軸波形の心室期外収縮を認め，VT波形と同一でした（図1A）．期外収縮のⅠ誘導はRパターンと陽性，aV$_R$誘導のQ波高はaV$_L$誘導のQ波高よりも明らかに大きいです（Q波高比：aV$_R$/aV$_L$＞1）．
- また，下壁誘導のR波にノッチ（RR'パターン）は認めず，QRS幅は比較的狭いです．胸部誘導の移行帯はV$_3$-V$_4$間に認められます．
- こうした所見より，右室流出路中隔側近辺の頻拍起源が疑われました．アクティベーション・マッピングで，同部位にQRS波に20 msec先行する早期興奮を認め，単極誘導記録はQSパターンを呈していました（図1B）．また，同部位でのペーシングで頻拍と近似した波形が得られました．同部位に焼灼を施行し（図1B），頻拍は根治しました．

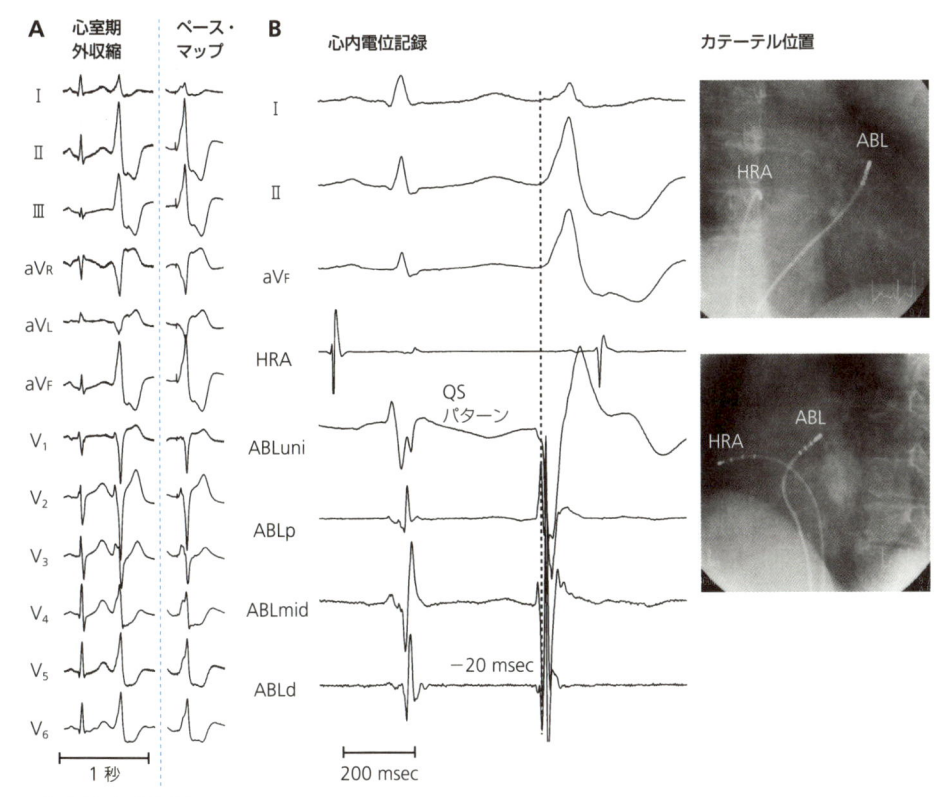

図1　右室流出路起源VT
A：12誘導心電図．心室期外収縮（左）と焼灼成功部位のペース・マップ（右）を示す．
B：焼灼成功部位の心内心電図（左）とカテーテル位置（右上；右前斜位35°像，右下；左前斜位45°像）
HRA：高位右房，ABL：焼灼カテーテル，uni：単極誘導記録，p：近位，mid：中間，d：遠位

ケースで学ぶEPSの実践

流出路起源特発性心室頻拍②

Case 8

- 12誘導心電図では，Ⅰ誘導はQSパターン，すべての下壁誘導で高いR波を呈し，aV_L誘導のQ波高はaV_R誘導のQ波高よりも明らかに大きいです（図1A）．
- 胸部誘導では移行帯をV_2-V_3間に認めますが，本症例では前述の右室流出路起源VT症例と異なり，V_1，V_2誘導で，R波の幅がS波の幅に比べて相対的に広く，またその振幅は大きいです．さまざまなクライテリアを参考にして，左バルサルバ洞から焼灼可能な左冠尖起源VTを疑いました．
- 冠動脈造影を施行し，左右冠動脈の起始部と左バルサルバ洞の形状（図1B）を確認後に左バルサルバ洞をマッピングしたところ，体表面QRS波に44 msec先行するprepotential（後述）を認め（図1Cの矢印），同部位からの高出力ペーシングにてパーフェクト・マッピングが得られました（図1A）．同部位の焼灼にて頻拍は根治しました．
- "pepotential"は英語のまま使われる用語で，日本語訳の「前電位」という言葉はあまり耳にしません．VTのQRSを形成する局所電位より，さらに先行して記録される電位です．prepotentialはVT回路の電気現象を反映している可能性がありますが，小さな領域の興奮なので体表面心電図には現れません．

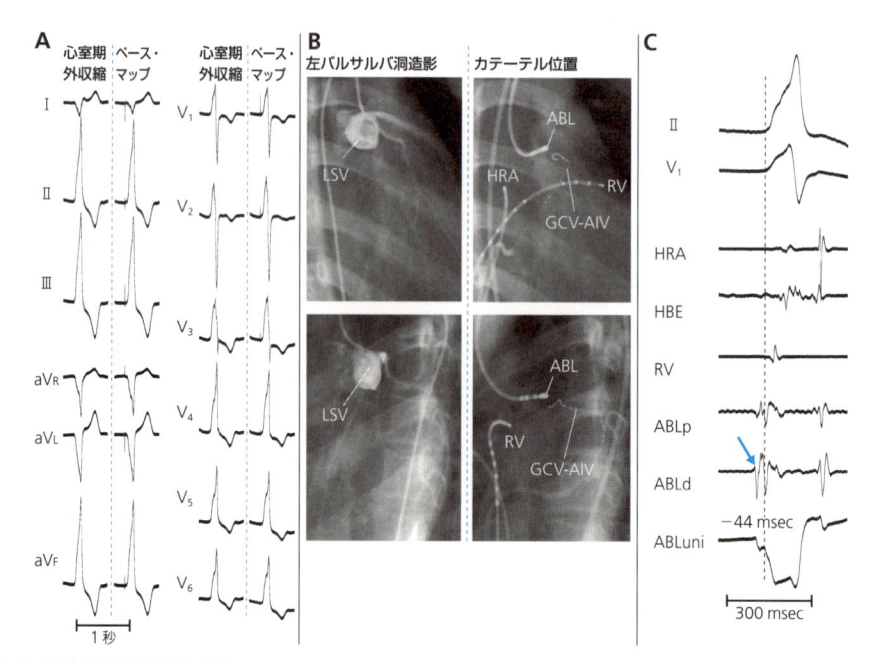

図1 大動脈弁左冠尖起源VT

A：12誘導心電図と左バルサルバ洞からのペース・マップ，B：左バルサルバ洞（LSV）造影と焼灼時のカテーテル位置（上；右前斜位35°像，下；左前斜位45°像），C：焼灼部位の心内心電図
LSV：左バルサルバ洞，ABL：焼灼カテーテル，HRA：高位右房，RV：右室，GCV：大心静脈，AIV：前室間静脈，HBE：ヒス束部，p：近位部，d：遠位部，uni：単極誘導記録
（Tada H et al：Jpn Circ J **65**：723-730, 2001より改変）

L 特発性心室頻拍：ベラパミル感受性

1 ベラパミル感受性心室頻拍について教えてください

a どういう病態か
- 器質的心疾患を伴わない特発性VTは特徴的なQRS波形をもつことが多く，その機序，QRS波形，起源によりサブタイプに分類できます．
- 最も多く認められるものは右室流出路起源VTですが，その次がベラパミル感受性VTです．ベラパミル感受性VTの90％は左脚後枝領域にリエントリー回路をもちます．

1) ベラパミルだけが有効か
- 「ベラパミル感受性」とは，ベラパミルによってVTが停止しやすいという意味です．OMIのVTなど多くのVTにはベラパミルは無効ですから，ベラパミルが有効ということが際立った特徴となるわけです．ベラパミル以外の抗不整脈薬が有効なこともまれではありません．

2) ベラパミル感受性VTの解剖学的基質
- このVTでは仮性腱索が左室後側壁から基部中隔に存在することが多いという報告がされました．しかし，仮性腱索の意義を否定する意見もあります．心エコーで確認できる大きさの仮性腱索のみではなく，心内膜壁に沿うように存在する小さな肉柱や乳頭筋近傍におけるプルキンエ・ネットワークが本VTの回路形成に重要ではないかとも推察されています．

b EPSのポイント
1) 左脚後枝領域型VT
- ベラパミル感受性VTの多くにみられる左脚後枝領域型VTのQRS波形は右脚ブロック・上方軸（左軸偏位あるいは北西軸）を示します（図1）．多極電極カテーテルを用いて左室中隔のマッピング（図2）を行うと，しばしばVT中に2つの先鋭な電位（拡張期電位P1および前収縮期電位P2）が中中隔領域で記録されます（図3A）．
- P1とP2の「P」はprepotentialの頭文字のPです．頻拍の発生に先立って認める小さな電位という意味です．
- 図の症例では，拡張期電位P1は近位部電極から遠位部電極方向に伝播していたの

に対し，前収縮期電位P2は近位部電極から遠位部電極方向に伝播していました．
- 洞調律時にはQRSに先行するP2電位が記録されましたが，その興奮順序はVT中とは逆転していました（図3B）．また，VT中に少量のベラパミルを静注するとVT周期は延長しました．このとき，P1-P2間隔とP2-P1間隔は延長したのに，P2-QRS間隔は不変でした．すなわちP1電位記録部位よりも上流にベラパミル感受性の組織が存在することになります．
- これらのことから，P1電位は減衰伝導特性とベラパミル感受性を有した異常プルキンエ組織の電位であり，左脚後枝領域型VTはこのような異常プルキンエ組織と正常のプルキンエ組織を含んだマクロリエントリーが示唆されます．しかし，P2電位がVT回路の上行脚として回路そのものに含まれているか否かなど，不明なことも残ります．VT回路の上行脚は中隔の心室筋自体の可能性もあります．

c 治療の考え方

- 上室頻拍と同様に，抗不整脈薬治療，カテーテルアブレーション治療のいずれもが第一選択となり得ます．カテーテルアブレーションは根治的ですのでメリットが大きいと考えられています．

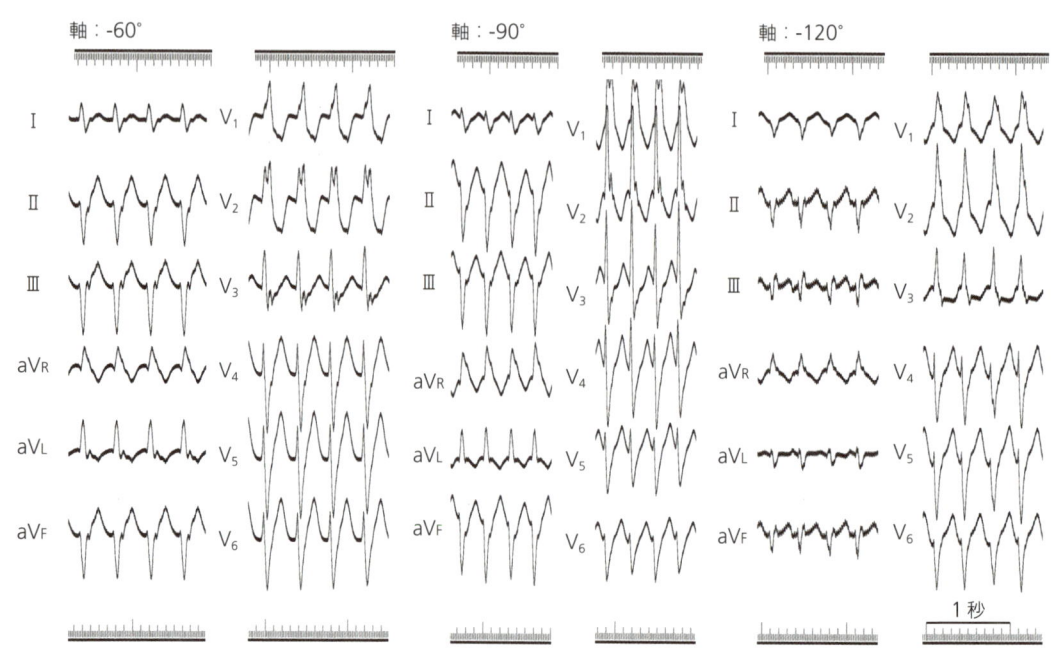

図1　ベラパミル感受性左脚後枝領域型VT
VTのQRS波形は比較的狭く，右脚ブロック・上方軸（左軸偏位あるいは北西軸）を示している．
(Nogami A et al：J Am Coll Cardiol **36**：811-823, 2000)

VI章

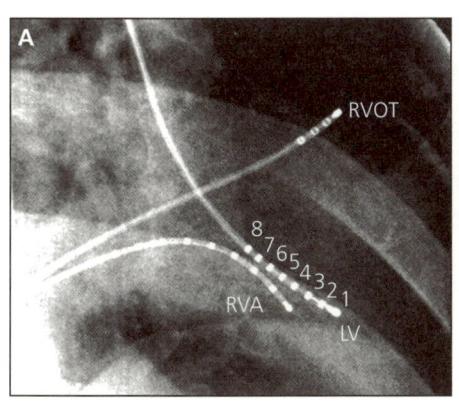

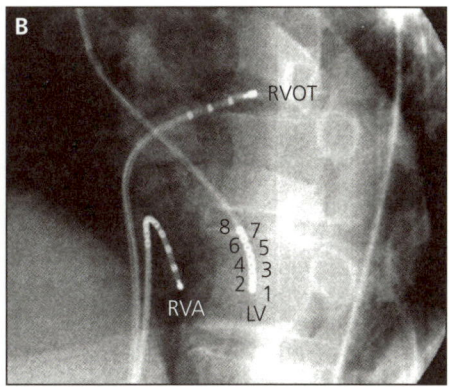

検査と治療の実際

図2 8極電極カテーテルによる左室中隔マッピング
A：右前斜位35°像，**B**：左前斜位45°像
左室中中隔に沿うように8極電極カテーテルを留置した．左前斜位像で，カテーテル先端が左方に偏位してS字状になるよう，中隔に沿わせることがポイントである．
LV：左室，RVA：右室心尖部，RVOT：右室流出路
（Nogami A et al：J Am Coll Cardiol **36**：811-823, 2000）

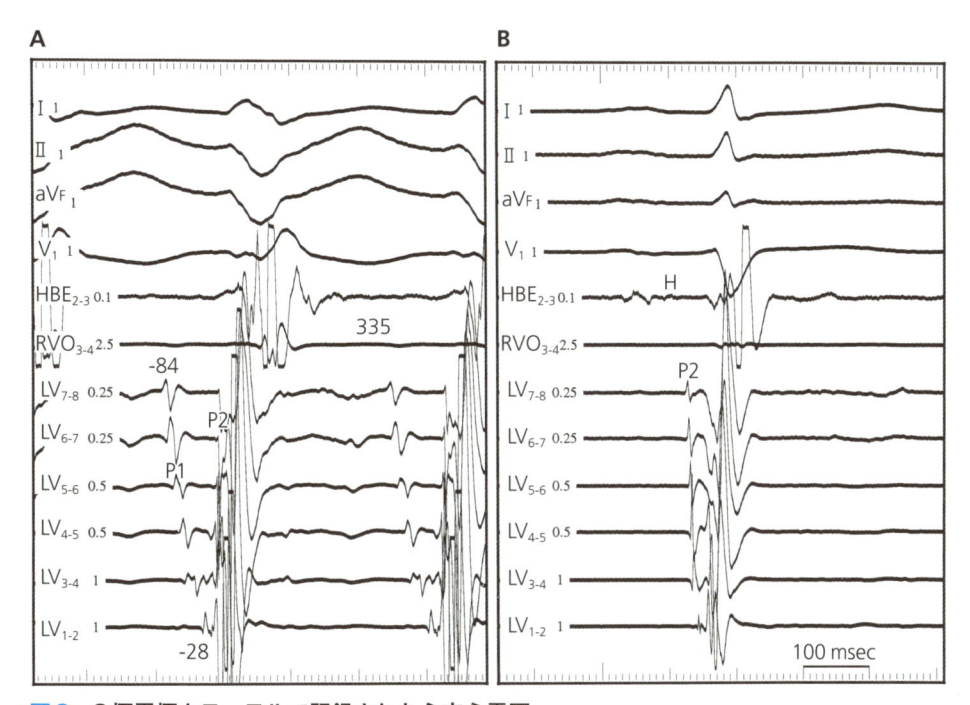

図3 8極電極カテーテルで記録された心内心電図
A：VT波形．2つの先鋭な電位（拡張期電位P1および前収縮期電位P2）が中中隔領域で記録された．
B：洞調律時．ヒス束電位に続きQRSに先行するP2電位が記録されたが，その興奮順序はVT中とは逆転していた．
HBE：ヒス束電位部，RVO：右室流出路，LV：左室中隔，H：ヒス束電位
（Nogami A et al：J Am Coll Cardiol **36**：811-823, 2000）

M 心室細動とブルガダ症候群

1 ブルガダ症候群について教えてください

a どういう病態か
- 心室細動（VF）をきたす疾患としてブルガダ症候群が注目されています．この疾患は，1992年にブルガダ兄弟によって初めて紹介されました．明らかな器質的障害を認めず，右側胸部誘導（V_1，V_2誘導）で右脚ブロック様のコーブド（coved/凸）型のST上昇が特徴です．欧米より東南アジアおよび日本の男性に多くみられます．
- 以前は，サドルバック（saddleback/凹）型ST上昇もブルガダ症候群の心電図波形として捉えられていましたが，最近ではこのタイプのみではブルガダ症候群に含めません．
- ブルガダ症候群は，遺伝子異常がベースにある疾患です．遺伝子異常，再分極異常，脱分極異常が複雑に絡み合って特徴的なブルガダ型心電図が形成され，自律神経活動の変動に伴ってVFが生じると考えられています．

b EPSのポイント
- EPSは植込み型除細動器（implantable cardioverter defibrillator：ICD）の適応を決める情報になります．VFが危惧される患者において，その可能性を探る際にEPSが用いられます．すでにVFが記録されているのなら，EPSの必要性は低くなります．

1）心室への電気刺激
- VFでは発作性上室頻拍ほどの電極カテーテルの数は必要とはしません．2～3本で十分です（図1）．5～6Fで4～10極，電極間隔2～10 mmの電極カテーテルが使用されることが多いです．3本用いるなら，2本をそれぞれ高位右房と房室接合部に置き，残りの1本を右室に挿入します．心室の電極カテーテルでは，刺激部位を変えるために先端が可動性のものが好まれます．
- 心室から早期刺激と連続刺激を行います．心室早期刺激は，2種類の基本刺激周期（750～400 msec）において閾値の2倍で8発刺激した後に，単発から3連発までの早期刺激を加えます．早期刺激数を2連発まで，あるいは早期刺激間隔を200 msecまでに制限している施設もあります．
- 刺激部位は，通常，右室心尖部領域と右室流出路領域の2ヵ所です．誘発された

VI章
検査と治療の実際

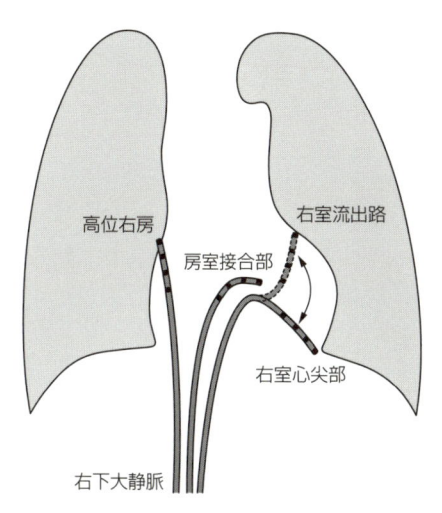

図1 心室細動の誘発を考えてEPSを行うときの電極カテーテルの位置

3本の電極カテーテルを使用した場合のシェーマである．2本で行う場合は，1本は高位右房または房室接合部，もう1本は右室心尖部（場所を変えて右室流出路）に留置する．

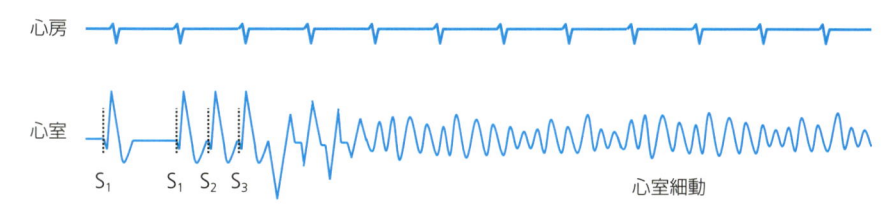

図2 心室早期刺激による心室細動の誘発

右室流出路からの基本刺激（S_1）後の2連発早期刺激（S_2, S_3）で心室細動が誘発されている．心室細動中には房室解離が認められる．
HRA：高位右房，RVOT：右室流出路

頻拍のQRS幅が広くても心室不整脈とはかぎらないので，房室解離を確認します（図2）．

c カテーテルアブレーションの適応

- カテーテルアブレーションは，一般にVFに対しては無力です．しかし，VFの引き金となる心室期外収縮をカテーテルアブレーションで消失させることで，VFの再発が抑えられたという症例報告があります．直接的な治療法ではありませんが，場合によっては有効です．

ケースで学ぶEPSの実践

ブルガダ症候群

Case 9：
37歳男性

- **主訴**：失神発作．
- **家族歴**：叔父が40歳で突然死．
- **現病歴**：生来健康．帰宅途中の電車の中で突然に失神．同僚の証言では，意識消失の時間は1分弱程度であり，意識消失はすぐに回復しました．手足の痙攣などの症状は認めませんでした．不整脈による失神発作の可能性が疑われました．

a 心電図とEPS所見

- 12誘導心電図では，V_1，V_2誘導で軽度のコーブド型ST上昇，すなわちブルガダ症候群様の心電図異常が認められました．心エコーでは，心臓に器質的な異常は認められませんでした．薬物負荷試験（抗不整脈薬のピルジカイニド投与）を行ったところ，心電図はいっそう典型的なブルガダ症候群波形へと変化しました．
- 加算平均心電図で心室遅延電位を評価したところ陽性と判定されました．心電図は日差・日内変動を示し，満腹テスト（食事および飲水による負荷試験）では典型的なブルガダ症候群波形へと変化しました（図1）．
- 失神発作があり，突然死の家族歴もあることから，ブルガダ症候群と判断されました．

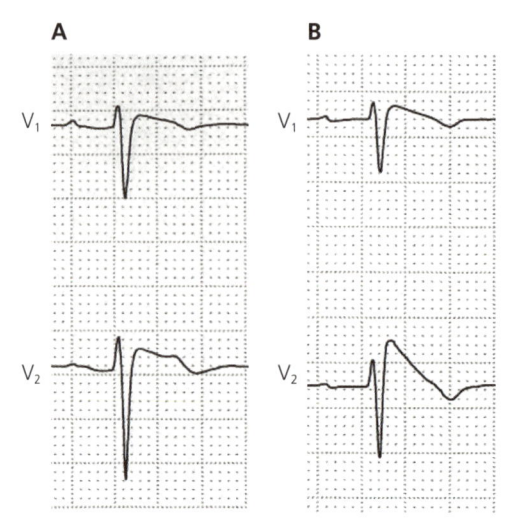

図1　満腹テストによる心電図変化
A：食前，B：食後20分

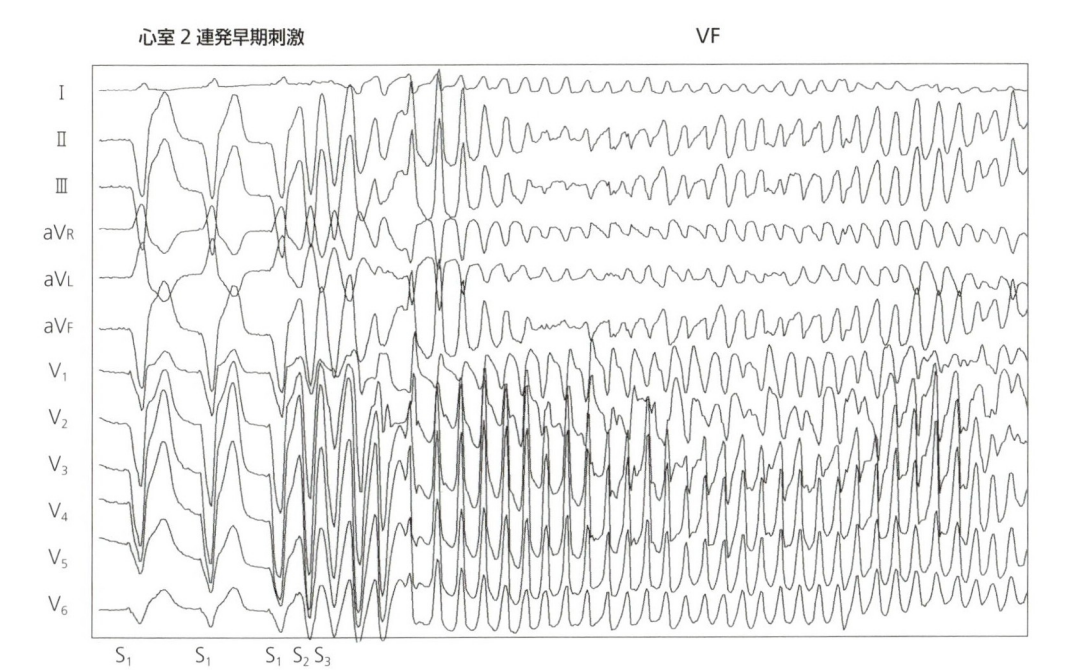

図2 EPSによる心室細動（VF）の誘発
右室心尖部からの基本刺激（S_1）後の2連発早期刺激（S_2, S_3）でVFが誘発されている．

- **EPSの結果とその後の経過**：失神発作が一過性のVFによるものであったかを評価するため，EPSが行われました．EPSでは，心室心尖部からの2連発早期刺激でVFが誘発されました（**図2**）．ICDの適応と考えられ，後日，ICD植込み手術を行いました．典型的なブルガダ症候群患者であり，このような患者ではEPSでVFが誘発される可能性が高いです．

b EPSを行ううえで知っておくべきこと

- 一般にVFのリスク評価において，EPSは有用とする報告もあれば，有用でないとする報告もあります．ブルガダ症候群においても，一定の見解が得られていません．わが国の調査では有用でないとする意見のほうが多いようです．
- その理由の一つとして，誘発試験において一定のプロトコールがないことが挙げられます．
- 刺激プロトコールを厳しくすると誘発性が高くなります．期外刺激の個数を3個にし，連結期を短くするほどVFは誘発されやすくなります．

N　QT延長症候群

1 QT延長症候群について教えてください

a　どういう病態か
- QT延長症候群（long QT syndrome：LQTS）は，QT時間の延長を背景としてtorsade de pointes（TdP）という特徴的な頻拍を生じることのある遺伝性疾患です．失神や突然死の原因となります．
- 先天性LQTSと後天性（二次性）LQTSに分類されます．本項では先天性LQTSについて述べます．
- 近年の遺伝子診断の進歩により，さまざまな遺伝子異常が報告されています．

b　EPSのポイント

1）EPSの適応
- 陳旧性心筋梗塞（OMI）などに伴う単形性心室頻拍と異なり，プログラム刺激や頻回刺激による誘発率や再現性は低いです．このため，プログラム刺激による重症度評価や薬効評価の意義は高くありません．
- 日本循環器学会のガイドラインによるEPSの適応では，class Ⅰはなく，原因不明の失神が認められたQT延長例ではclass Ⅱa，心停止蘇生例または心室細動やTdPが臨床的に確認されているQT延長例，突然死蘇生例やTdPによる失神の家族歴があるQT延長例ではclass Ⅱbの適応とされています．

2）プログラム刺激による心室不整脈の誘発
- 先天性LQTS患者の心室筋では，心室筋各部位での不応期のばらつきの増大を認めますが，心室期外刺激や頻回刺激によるTdPの誘発率は低いです．この理由の一つには，EPS施行時のプログラム刺激が活動電位持続時間の比較的長い心内膜側から行われるためと考えられています．

VII章 三次元マッピング法

1 CARTOシステムについて教えてください

a システムについて

- CARTO（Biosense-Webster社製）は心臓の三次元マッピング装置です．患者の背部においたロケーションパッドと呼ばれる磁場発生装置により，心臓の周囲に発生させた磁場を，先端部分にセンサーをもつ専用カテーテルが感知し，その位置情報を得ます．
- カテーテルは通常の電極カテーテルやアブレーションカテーテルと同様に，電位情報を得ることができ，高周波アブレーションも可能です．電位情報では，興奮のタイミング，電位高，さらに抵抗値が記録できます．CARTOは，位置情報と電位情報を同時に記録できるシステムです（図1）．
- CARTOは興奮の等時線図であるアクティベーション・マップ，局所の電位高を表示する等電位図であるボルテージ・マップ，電位情報を含まないジオメトリーのみのアナトミカル・マップ，興奮伝播をアニメーション表示させるプロパゲーション・マップを描出できます（図2）．

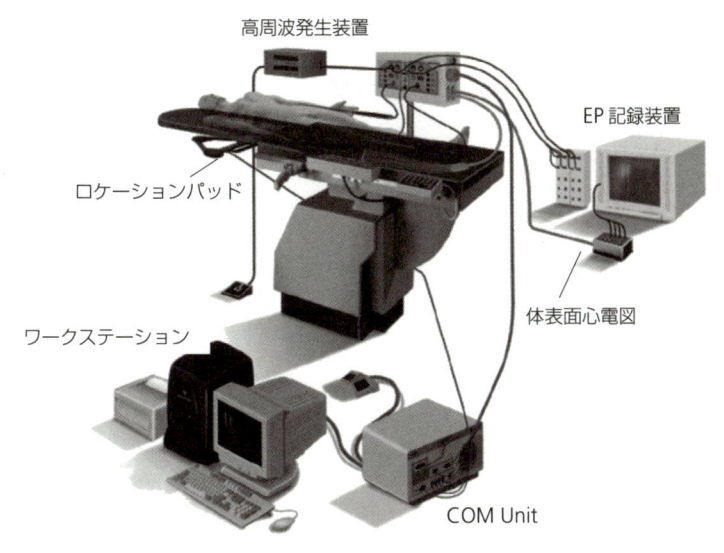

図1　CARTOの基本構成

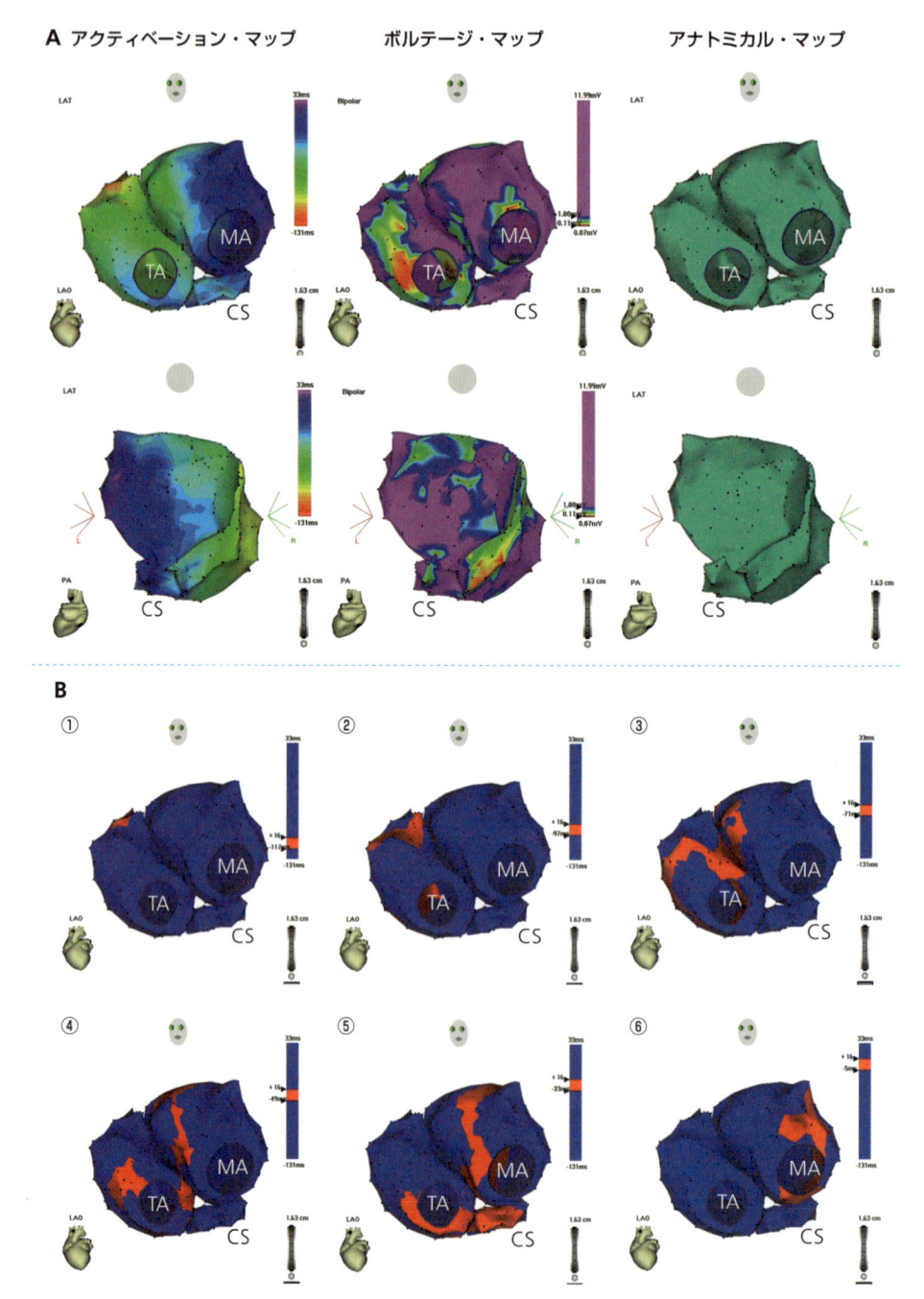

図2 洞調律中の心房マッピング

A：洞調律中の右房（RA），左房（LA），冠静脈洞（CS）の興奮伝播を示すアクティベーション・マップ，電位高を示すボルテージ・マップ，解剖学的情報のみのアナトミカル・マップを示す．

B：洞調律中のRA，LA，CSの興奮伝播を示すプロパゲーション・マップ．高位右房（HRA）側壁の洞結節から出た興奮はRA自由壁，中隔を下方に伝導する（①②）．心房中隔のバックマン束を介してLAに伝播し，LA側壁に到達する（③④⑤⑥）．CSはRAの入口部から遠位方向に伝導する（⑤⑥）．

TA：三尖弁輪，MA：僧帽弁輪，CS：冠静脈洞

Ⅶ章 三次元マッピング法

- CARTOは優れたナビゲーションツールとして，カテーテルアブレーションの成績向上に貢献しています．わが国では2000年から使用されています．
- 2008年より，電位情報をCTやMRIからの画像情報と合成するインテグレーション機能を備えた最新バージョンのCARTO XPが使用可能になりました．

b 具体的な使い方は

1) CARTOのセットアップ

- 心臓直下の背部（通常第7胸椎）にリファレンスパッチと呼ばれる位置センサーを貼付します．マッピング可能な範囲は限定されているため，マッピングする心腔からリファレンスパッチが遠い場合，すべての範囲をカバーできません．対象となる心腔に近い部位に貼付するよう，透視下で心陰影を参照して位置を決めます（図3）．

2) リファレンス電位の選択

- CARTOではリファレンス電位を基準として，局所電位のタイミングを表示します．このリファレンス電位を記録するカテーテルが動いてしまうと，興奮時間にずれが生じてしまいます．心房では主に冠静脈洞内に留置したカテーテルを用いることが多いです．心室では，左室をマッピング対象とするならば右室心尖部のカテーテル，右室を対象とするなら体表面心電図を用います．

3) window of interest (WOI) の設定

- WOIとは解析対象とする時間領域です．リファレンス電位を基準に，マッピング部位の興奮時間を記録する範囲のことです．WOIの設定は，アクティベーション・マップを作成する重要なステップです．通常，WOIの範囲は頻拍周期に合わせることが多いですが，頻拍のメカニズムによりその決定方法は異なります．

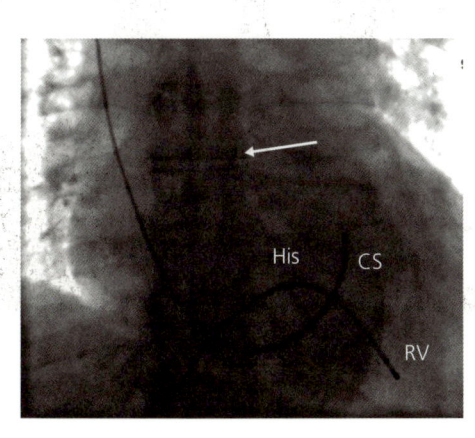

図3　リファレンスパッチとその位置
前後像．心房細動例におけるパッチの位置（矢印）を示す．
心房であればやや頭側に，心室であれば足側にパッチを置く．正常心の場合は，心臓のシルエットの中央でよいが，特に心腔が大きいときはマッピングエリアを逸脱してしまうおそれがあるため，左右どちらかの心腔のマッピングを行うかによって，パッチの位置を選択する必要がある．
His：ヒス束，CS：冠静脈洞，RV：右室

2 EnSiteシステムについて教えてください

a non-contact mappingのシステムとその利点

- 心腔内電位の記録には電極カテーテルを心筋に接触させることが必要でした．その操作に限界があるので，電極を接触させずに心腔内電位を解析しようとする試みが，ここで取り上げるシステムです．

1）EnSiteArray（EA）のシステム

- EnSiteは「エンサイト」と読みます．EAはあらかじめマッピング用電極を用いて心内膜面の三次元画像（ジオメトリー）を描き（図1A），それに1心拍ごとに得られた興奮をコンピュータにより約3,360個の単極電位へと分析し，それをジオメトリー上の電位発生部位に相当する3,360点に投射することで，興奮伝播を描出します（図1B）．
- ジオメトリー作成にあたっては，心内膜面にマッピング用電極カテーテルをくまなく押し当て，そのカテーテルから5.68 kHzの周波数で発生させた電磁波を心内に留置した多電極アレイ（multielectrode array：MEA）で検知して位置情報を把握し，それに基づき当該心腔のジオメトリーを作成します（図1A）．

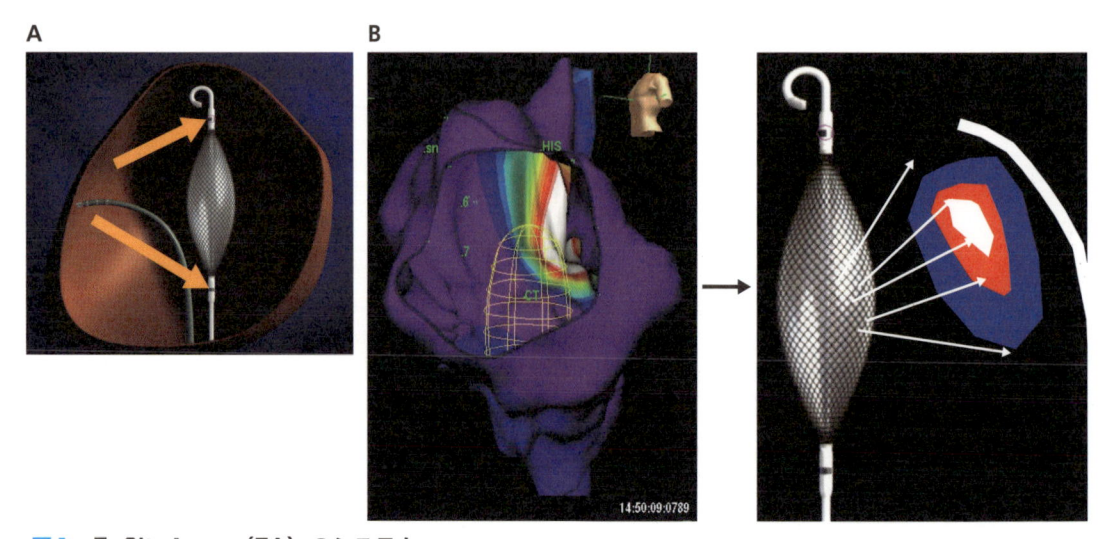

図1 EnSiteArray（EA）のシステム
A：EAでの位置情報の取得法，B：心腔内の多電極アレイ（MEA）で取得した総興奮からラプラスの逆方向計算により作成した3,360個の仮想電位を，心内膜面に投射した模式図．

2) EAの利点
- EAでは，1心拍ごとに当該心内膜面全域の興奮伝播の動的解析（virtual activation map）が可能となったため，頻拍発生時のトリガー部位や，頻拍を維持させる巣状興奮の局在，マクロリエントリーの回路を瞬時に同定でき，興奮伝播に基づいた頻拍の高周波カテーテルアブレーションが可能となりました．
- 単形性の頻拍のみでなく，波形が時々刻々と変化する多様性を示す頻拍や，複数の頻拍を相互に移行するエピソードなど複雑な頻拍の解析に有用です．血行動態が破綻するいわゆるマッピング不能の頻拍にも有効です．さらに，ブロックラインの確認が瞬時に可能であり，線状通電の成否の判定でも豊富な情報を提供します．また，EAは興奮の解析ばかりではなく，電極カテーテルのナビゲーションにも有用です．

b NavXというシステムもあります
- NavXでは多電極アレイを用いず体外のパッチ電極を用いて，心内膜面の立体再構築像の作成，接触性双極電位の記録，電極カテーテルのナビゲーションを三次元で行います．
- NavXは多電極を同時にジオメトリーに表示できるうえ，使用する電極は特殊な機能を有している必要がありません．症例ごとの最適なジオメトリーの作成が可能であるという利点も有しています．このような利点のため，この機器は心房細動のアブレーションにおいて効果を発揮します．

VIII章
EPSで用いる薬剤

1 イソプロテレノール：いつ，どう使いますか？

a どう使うか
- たとえば，生理食塩水500 mLにイソプロテレノール（プロタノール®-L注）0.2 mgを溶解し，輸液セットを清潔な状態で電極カテーテルのシースにつなぎ，点滴筒内の滴下量を目視で確認しながらクランプを調節します．心拍数および血圧の変動を確認しながら適宜増減します．

b 発作性上室頻拍では
- 発作性上室頻拍（PSVT）のなかでも，房室結節リエントリー性頻拍（AVNRT）の誘発にはしばしばイソプロテレノール負荷を必要とします．これは，房室結節がCaチャネル依存性の組織であり，β受容体刺激に感受性が高いためです．
- 安静時には室房伝導すら認められませんが，イソプロテレノール負荷によって房室結節を介した室房伝導が出現し，AVNRTが誘発可能になる症例をしばしば経験します．
- WPW症候群の副伝導路はNaチャネル依存性の組織であり，それほどイソプロテレノールに対する感受性はありません．それでも，アブレーション導入以前は，イソプロテレノール負荷中の副伝導路の順行性不応期を測定し，ハイリスク群の検出を試みていました．今は副伝導路の焼灼が可能ですから，この目的のためにイソプロテレノールを用いることはありません．

c 特発性心室頻拍では
- 特発性VTやPVCを標的にするアブレーションでは，EPS中にターゲットの不整脈が出現しないとアブレーションが困難になります．このときは，イソプロテレノールで不整脈の出現を促します．
- ベラパミル感受性VTはリエントリー性ですが，誘発にイソプロテレノールが必要な場合があります．高用量を要することもあります．

2 アトロピン：いつ，どう使いますか？

a　どう使うか
- アトロピン注0.5 mgを1アンプル静注します．皮下注もしくは筋注で使用することもあります．本来は診断のために使用しますが，EPS中の不意の迷走神経過緊張による徐脈や血圧低下への対処に使用されることもあります．

b　頻脈性不整脈誘発
- アトロピンの薬理効果はイソプロテレノールに似ており，発作性上室頻拍（PSVT），心房頻拍（AT）などの誘発に使用します．心室不整脈の誘発に使用する機会は少ないですが，まれには頻拍がイソプロテレノールで誘発されずに，アトロピンで誘発可能になるケースもあります．

c　徐脈性不整脈の診断
- 洞不全症候群患者では，洞機能不全の原因が，内因性か，自律神経機能障害あるいは外的因子（投与薬剤）によるかを見きわめることが治療法の決定に重要です．
- 自律神経の影響を除外する目的で薬理学的自律神経遮断（PAB）を行います．アトロピン0.04 mg/kg＋プロプラノロール0.2 mg/kgを静注し評価します．PAB後の心拍数が内因性心拍数（intrinsic heart rate：IHR）です．基準値は，(118.1－年齢)×0.57の±14％（45歳未満）あるいは±18％（45歳以上）です．
- 房室ブロックにおけるアトロピンの意義は高いです．簡単にいえば，「アトロピンに反応しブロックが消失すれば機能性で良性，反応が悪くブロックが残存すれば器質性でペースメーカが必要」となります．

Ⅷ章
EPSで用いる薬剤

3 ATP（アデノシン三リン酸）：いつ，どう使いますか？

a どういう薬か

- アデノシンは体内で生成されるヌクレオシドです．アデノシンを基本構造に，リン酸基が3つ結合したものがATP（アデノシン三リン酸）です．体外から投与されたATPは血中で迅速に分解されアデノシンとなり，心筋細胞ではアデノシン受容体（P1受容体）に結合することによって，洞徐脈，房室ブロックなどの反応を引き起こします．
- アデノシンの半減期は10秒以内ときわめて短いことから，特に房室結節リエントリー性頻拍（AVNRT）や房室リエントリー性頻拍（AVRT）の停止目的に繁用されます．
- また，洞結節リエントリー性頻拍や，撃発活動の遅延後脱分極を機序とする一部の心房頻拍（AT）や心室頻拍（VT）においても停止効果が認められます．
- さらに，アデノシンのさまざまな薬理効果を利用して，カテーテルアブレーションの治療効果判定を行う試みもなされており，ATPは治療薬としてだけではなく，EPSにおける重要な診断ツールとなっています．

b いつ使うか

- ATPは半減期が短く蓄積性がないことが，頻拍の停止や鑑別目的に使いやすい理由の一つです．短い半減期のためゆっくり投与しては効果が不十分です．末梢の静脈ルートから投与する場合，急速な注入とともに10 mL程度の生理食塩水などで行ういわゆる「後押し」も大切です．
- 投与部位や投与量によって効果は異なりますが，通常は1回量として5〜10 mgから開始し，効果が得られない場合には20 mg程度まで増量します．中心静脈から投与するなら，末梢静脈からの投与量よりも少量で効果発現が期待できます．
- アデノシンはβアドレナリン受容体に対して拮抗作用があることから，気管支攣縮を誘発する恐れがあり，気管支喘息患者に対する使用には注意が必要です．また，ジピリダモールにはアデノシン分解酵素の阻害作用があり，ジピリダモール内服患者ではアデノシンの効果が増強します．通常の半量程度にすべきです．

索引

α路　94
β路　94
2：1房室ブロック　77
Ⅰ度房室ブロック　75
Ⅱ度房室ブロック　75
Ⅲ度房室ブロック　77

欧　文

A
abnormal automaticity　52
absolute refractory period　46
accelerated idioventricular rhythm　53
activation mapping　125
Adams-Stokes症候群　63
advancement　55
AH時間　43
antidromic AVRT　7, 81
arrhythmogenic right ventricular cardiomyopathy（ARVC）128
ATP　149
　──感受性右前中隔起源リエントリー性頻拍　116
atrial tachycardia（AT）　7
atrioventricular nodal reentrant tachycardia（AVNRT）　7, 94
atrioventricular reentrant tachycardia（AVRT）　7, 81

B
bispectral index（BIS）　23
bundle branch reentrant tachycardia（BBRT）　128

C
capture beats　8
CARTOシステム　141
collision phase　67, 113
complex fractionated atrial electrogram（CFAE）　120
constant fusion　56
corrected sinus node recovery time（CSNRT）　66

D
delayed afterdepolarization（DAD）　53
delayed potential　59
double potentials　59
double response tachycardia　101
double ventricular response　97

E
early afterdepolarization（EAD）　53
ectopic atrial tachycardia　111
ectopic automaticity　52
effective refractory period　45
electrical storm　124
EnSiteシステム　115, 144
entrainment　54
EPS装置　15, 20
EPSの歴史　1

F
F波　108
far-field電位　119
fast pathway　94
fast-slow型 AVNRT　7, 94, 97
focal型心房頻拍　110
focal ablation　119
fragmentation　59
fragmented electrogram　59, 106
fusion beats　8

H
HV時間　44
HVブロック　79

I
implantable cardioverter defibrillator（ICD）　123, 136
inappropriate sinus tachycardia（IST）　7, 104, 116
　──に対するアブレーション　104
interfascicular reentrant tachycardia（IFRT）　128
interpolation phase　67
intra-atrial reentrant tachycardia（IART）　104

intrinsic heart rate（IHR）　65, 148

J
jump-up現象　47, 56, 96

L
Lassoカテーテル　19, 35
latency　48
long QT syndrome（LQTS）140
long RP' tachycardia　3, 89, 103, 114
Lown-Ganong-Levine（LGL）症候群　93

M
MobitzⅡ型房室ブロック　76

N
narrow QRS頻拍　83, 87
Narula法　68, 69
NavXシステム　145
non-contact mapping　104, 144

O
old myocardial infarction（OMI）　123
orthodromic AVRT　7, 81
overdrive suppression　65

P
P波　3
Pathfinderカテーテル　18
peri-AV nodal atrial tissue　94
permanent form of junctional reciprocating tachycardia（PJRT）　89
pharmacological autonomic blockade（PAB）　65, 148
P on T　103
post pacing interval（PPI）　56
prepotential　132, 133
progressive fusion　56
pulmonary vein isolation　119

Q
QRS波　3, 10

QT 延長症候群　140

■ R
reset phase　67
reset phenomenon　54, 82

■ S
secondary pause　65
sick sinus syndrome(SSS)　63
sinoatrial conduction time（SACT）　66
sinus node echo phase　67
sinus node modification　104
sinus node recovery time（SNRT）　65
sinus node reentrant tachycardia(SNRT)　103
slow-fast 型 AVNRT　3, 7, 94, 95, 97, 100, 101
slow pathway　94
slow-slow 型 AVNRT　3, 7, 100
slow ケント束　7, 89
Strauss 法　67, 68, 69, 73
substrate mapping　125

■ T
tachycardia cycle length(TCL)　56
torsade de pointes(TdP)　53, 140
total sinus node ablation　104
triggered activity　53, 129

■ W
Wenckebach 型ブロック　48, 75, 110
wide QRS 頻拍　81
window of interest(WOI)　143
Wolff-Parkinson-White(WPW)症候群　81, 87

■ X
X 線透視装置　21

和　文

■ あ
アクティベーション・マッピング　125, 129, 141
アデノシン三リン酸　116, 149
アトロピン　148
アナトミカル・マップ　141

■ い
意識消失発作　72, 78
異常自動能　52
異所性自動能　52
異所性心房頻拍　111
イソプロテレノール　147
一方向性ブロック　52

■ う
植込み型除細動器　123, 136
右室流出路起源心室頻拍　8, 130, 131

■ え
永続性接合部回帰性頻拍　89
エコー期　67
エコーゾーン　82
エントレインメント　55, 125

■ か
解剖学的峡部　108
カテーテルアブレーションの合併症　38, 122
カテーテルアブレーションの方法　121
カテーテルアブレーションの歴史　1
カテーテルイントロデューサー　27
カテーテルの動かし方　28
カテーテルの配置　17, 28
間欠性 WPW 症候群　81
緩徐伝導　52
眼前暗黒感　70, 78
完全房室ブロック　77
間入期　67

■ き
期外刺激法　45

機能的不応期　45
脚間リエントリー性頻拍　128
脚枝間リエントリー性頻拍　128
逆方向性房室リエントリー性頻拍　7, 81
虚血性心疾患　10
鋸歯状波　108

■ け
経左室逆行性アプローチ　30
撃発活動　53, 129
結節・心室副伝導路　92
減衰伝導　48
顕性 WPW 症候群　81
ケント束　81, 82

■ こ
高度房室ブロック　77
高頻度駆動抑制　65
興奮旋回　52
興奮伝導　42
古典的マハイム線維　91

■ さ
細動波　117
左脚後枝領域型心室頻拍　12, 133
左脚ブロック型 wide QRS 頻拍　91
左室流出路起源心室頻拍　8, 18
サブストレイト・マッピング　125
左房-食道瘻　122
三重伝導路　97

■ し
シース挿入法　25
持続性洞徐脈　63
持続性洞頻脈　104
失神　63, 138
室房伝導　51, 114
修正洞結節回復時間　66
順方向性房室リエントリー性頻拍　7, 81
上室性リエントリー性頻拍　103
上室頻拍　3, 7, 81
────，症例　83, 87
徐脈頻脈症候群　63
心筋梗塞　123
心腔内心エコーカテーテル　31
心室期外刺激　82

索引

心室期外収縮　18
心室細動　136
心室二重応答　97, 101
心室頻拍　8
心室不整脈　123
心臓電気刺激装置　20
心臓電気生理学の歴史　1
心タンポナーデ　39, 122
心嚢液貯留　39
心房期外刺激法　46, 96
心房細動　19, 117
心房細動アブレーション　21, 119
　――の合併症　38, 122
心房・束枝副伝導路　91
心房粗動　11, 18, 108
心房粗動アブレーション　109
心房単一期外刺激法　79
心房中隔穿刺法　31
心房内リエントリー性頻拍　104
心房頻回刺激　48
心房頻拍　7, 110

せ
絶対不応期　46
潜在性 WPW 症候群　81
全身管理　23
潜伏性エントレインメント現象　113

そ
早期後脱分極　53
相対不応期　46
束枝・心室副伝導路　92
促進心室固有調律　53
速伝導路　96

た
代償期　67
大動脈弁左冠尖起源心室頻拍　132
大動脈弁閉鎖不全症　40

ち
遅延後脱分極　53
遅伝導路　96
陳旧性心筋梗塞　123
鎮静　23

つ
通常型心房粗動　108

て
デクスメデトミジン　24
デルタ波　11, 91
電位　41
電極カテーテルの配置　17

と
洞結節回復時間　65
洞結節修飾術　104
洞結節焼灼術　104
洞結節リエントリー性頻拍　7, 103
　――，症例　106
　――，診断基準　103
洞停止　63
洞不全症候群　63
　――，症例　70, 72
洞房伝導時間　66
洞房ブロック　63
洞房リエントリー性頻拍　116
特発性心室頻拍　8
時計回り通常型心房粗動　11

な
内因性心拍数　65, 148

に
二次性洞停止　65
二重伝導路　94, 101

の
ノイズ対策　22
脳梗塞　122
乗り込み現象　55

は
パーフェクト・マッピング　130, 132
肺静脈隔離　119, 121
肺静脈起源期外収縮　120
肺静脈起源心房頻拍　114
肺静脈狭窄　122
反時計回り通常型心房粗動　11

ひ
非虚血性心疾患　128

ヒス束電位　28
非通常型房室結節リエントリー性頻拍　116
被曝量低減　21
皮膚障害　40
非リエントリー型心房頻拍　110
非リエントリー性二重応答性頻拍　101, 102
頻回刺激法　48

ふ
副伝導路　81, 83, 87
　――アブレーション　30
　――の位置推定　11
副伝導路間房室リエントリー性頻拍　7
不整脈原性右室心筋症　128
不適切洞頻脈　104, 116
　――に対するアブレーション　104
ブルガダ症候群　136
　――，症例　138
プルキンエ不整脈　128
プログラム刺激　41
プロパゲーション・マップ　113, 141
プロポフォール　24
分裂電位　106, 120

へ
ヘイローカテーテル　17, 61
ペース・マッピング　125, 130
ペースメーカ　79
ベラパミル感受性心室頻拍　11, 133

ほ
傍結節心房筋　94
房室解離　8, 9
房室逆行性伝導　87
房室結節三重伝導路　97
房室結節二重伝導路　94, 96
房室結節リエントリー性頻拍　7, 94
　――，典型例　95
　――，まれなタイプ　97
房室伝導　42, 96
房室ブロック　74
　――，症例　78

153

房室リエントリー性頻拍　3, 7, 81
放射線被曝　40
発作性上室頻拍　17
ポップ現象　39
ボルテージ・マップ　113, 141

■ ま
マクロリエントリー型心房頻拍　7, 110
麻酔用脳波モニタリングシステム　23
マハイム線維　91

慢性非発作性洞頻脈　104
満腹テスト　138

■ み
ミクロリエントリー型心房頻拍　110

■ め
めまい　63, 70, 78

■ や
薬理学的自律神経遮断　65, 148

■ ゆ
有効不応期　45

■ り
リエントリー　52
リセット期　67
リセット現象　54, 82
流出路起源心室頻拍　129
　──，症例　131, 132
リング状多電極カテーテル　117

■ る
ルーベンスタイン病型分類　63

超・EPS・入門

2016年6月15日　第1刷発行	編集者　村川裕二,　山下武志
2021年6月10日　第2刷発行	発行者　小立健太
	発行所　株式会社 南 江 堂
	℡113-8410 東京都文京区本郷三丁目42番6号
	☎(出版)03-3811-7236 (営業)03-3811-7239
	ホームページ https://www.nankodo.co.jp/
	印刷・製本 日経印刷
	装丁 花村 広

Introduction to Electrophysiological Study
©Nankodo Co., Ltd., 2016

定価は表紙に表示してあります. 　　　　　　　　　Printed and Bound in Japan
落丁・乱丁の場合はお取り替えいたします. 　　　　ISBN978-4-524-25957-1

本書の無断複写を禁じます.

JCOPY〈出版者著作権管理機構 委託出版物〉

本書の無断複写は，著作権法上での例外を除き，禁じられています．複写される場合は，そのつど事前に，出版者著作権管理機構（TEL 03-5244-5088，FAX 03-5244-5089，e-mail: info@jcopy.or.jp）の許諾を得てください．

本書をスキャン，デジタルデータ化するなどの複製を無許諾で行う行為は，著作権法上での限られた例外（「私的使用のための複製」など）を除き禁じられています．大学，病院，企業などにおいて，内部的に業務上使用する目的で上記の行為を行うことは私的使用には該当せず違法です．また私的使用のためであっても，代行業者等の第三者に依頼して上記の行為を行うことは違法です．

〈関連図書のご案内〉　　　　　　　　＊詳細は弊社ホームページをご覧下さい《www.nankodo.co.jp》

EPS概論(改訂第2版)
　　村川裕二・山下武志　編　　　　　　　　　B5判・410頁　定価13,200円(本体12,000円+税10%)　2019.3.

不整脈診療ロジック×プラクティス
　　加藤武史・松尾征一郎　編　　　　　　　　B5判・392頁　定価11,000円(本体10,000円+税10%)　2020.8.

不整脈デバイス治療バイブル 適応・治療・管理まですべてマスター
　　草野研吾　監修　　　　　　　　　　　　　B5判・358頁　定価11,000円(本体10,000円+税10%)　2018.7.

むかしの頭で診ていませんか？ 循環器診療をスッキリまとめました
　　村川裕二　編　　　　　　　　　　　　　　A5判・248頁　定価4,180円(本体3,800円+税10%)　2015.8.

循環器内科ゴールデンハンドブック(改訂第4版)
　　半田俊之介・伊苅裕二・吉岡公一郎　監修　新書判・602頁　定価5,280円(本体4,800円+税10%)　2018.4.

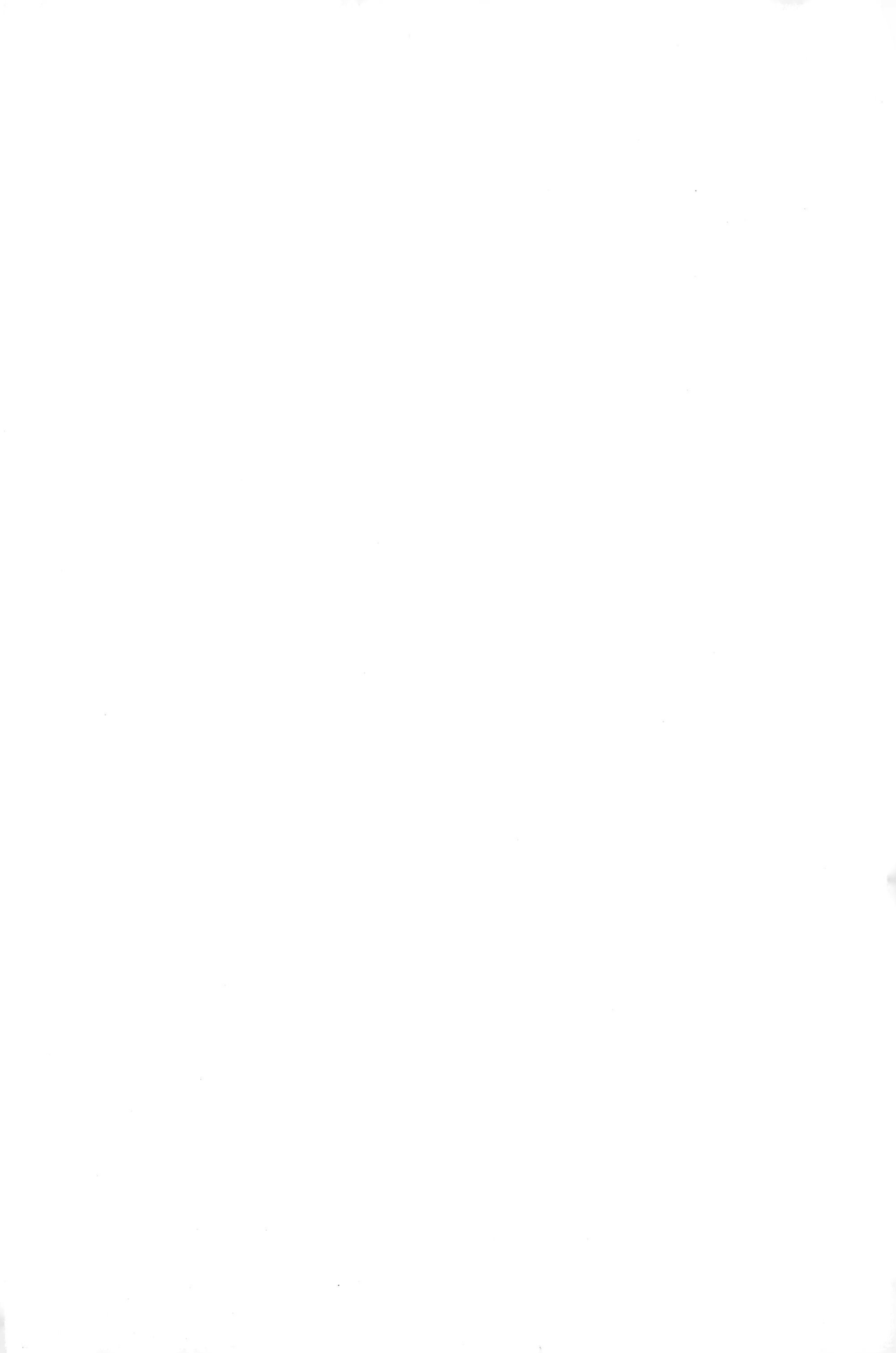